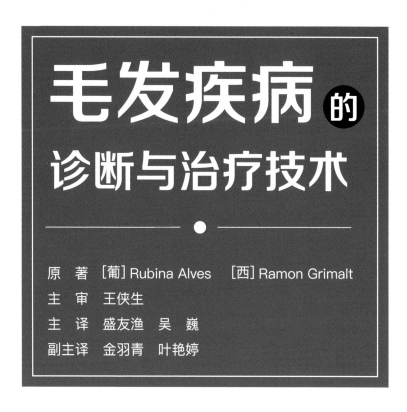

毛发疾病的诊断与治疗技术

原 著 ［葡］Rubina Alves ［西］Ramon Grimalt
主 审 王侠生
主 译 盛友渔 吴 巍
副主译 金羽青 叶艳婷

Techniques in the Evaluation and Management of Hair Diseases

中国科学技术出版社
·北 京·

图书在版编目（CIP）数据

毛发疾病的诊断与治疗技术 /（葡）鲁比娜·阿尔维斯 (Rubina Alves)，（西）拉蒙·格里马尔特 (Ramon Grimalt) 原著；盛友渔，吴巍主译 . — 北京 : 中国科学技术出版社，2023.1

书名原文 : Techniques in the Evaluation and Management of Hair Diseases

ISBN 978-7-5046-9716-5

Ⅰ . ①毛… Ⅱ . ①鲁… ②拉… ③盛… ④吴… Ⅲ . ①毛发疾病—诊疗 Ⅳ . ① R758.71

中国版本图书馆 CIP 数据核字 (2022) 第 131212 号

著作权合同登记号 : 01-2022-3786

策划编辑	靳　婷　焦健姿
责任编辑	靳　婷
文字编辑	郭仕薪
装帧设计	佳木水轩
责任印制	徐　飞

出　　版	中国科学技术出版社
发　　行	中国科学技术出版社有限公司发行部
地　　址	北京市海淀区中关村南大街 16 号
邮　　编	100081
发行电话	010-62173865
传　　真	010-62179148
网　　址	http://www.cspbooks.com.cn

开　　本	710mm×1000mm　1/16
字　　数	239 千字
印　　张	14
版　　次	2023 年 1 月第 1 版
印　　次	2023 年 1 月第 1 次印刷
印　　刷	运河（唐山）印务有限公司
书　　号	ISBN 978-7-5046-9716-5/R·2933
定　　价	148.00 元

版权声明

内容提要

本书引自 CRC 出版社，是一部全面介绍毛发疾病诊断与治疗技术的实用手册，由皮肤病学专家 Rubina Alves 教授和 Ramon Grimalt 教授精心编著。全书共 19 章，不仅对临床常见毛发疾病的诊疗和护理等内容进行了详细论述，还涵盖了毛发疾病领域的基本知识和前沿进展。本书最大的特色是将每种诊断与治疗技术独立成章，全面、详尽地介绍了目前临床上应用较为成熟的各种诊疗技术适应证、操作步骤和注意事项，同时配有丰富的病例照片及提炼总结的流程图，便于读者在临床工作中进行借鉴。本书内容新颖实用、图文并茂、条理清晰，非常适合皮肤科和整形外科毛发亚专业医生、住院医师及研究生阅读参考。

译者名单

主　审　王侠生　复旦大学附属华山医院

主　译　盛友渔　复旦大学附属华山医院

　　　　吴　巍　上海交通大学医学院附属第九人民医院

副主译　金羽青　上海苇渡门诊部

　　　　叶艳婷　中山大学附属第一医院

译　者　（以姓氏笔画为序）

　　　　王　磊　无锡市人民医院

　　　　叶艳婷　中山大学附属第一医院

　　　　刘　驰　上海苇渡门诊部

　　　　齐思思　复旦大学附属华山医院

　　　　杜旭峰　无锡市人民医院

　　　　吴　巍　上海交通大学医学院附属第九人民医院

　　　　张　美　上海苇渡门诊部

　　　　张　颖　上海苇渡门诊部

　　　　张付贺　上海市奉贤区中心医院

　　　　范　晴　上海市奉贤区中心医院

　　　　金羽青　上海苇渡门诊部

　　　　周丽娟　复旦大学附属华山医院

　　　　赵　俊　复旦大学附属华山医院

　　　　胡瑞铭　复旦大学附属华山医院

　　　　柳小婧　上海市皮肤病医院

　　　　顾惠箐　上海市奉贤区中心医院

　　　　曹　蕾　无锡市第二人民医院

　　　　盛友渔　复旦大学附属华山医院

　　　　韩中颖　上海市中医医院

　　　　景　璟　浙江大学医学院附属第二医院

　　　　缪　盈　复旦大学附属华山医院

主审简介

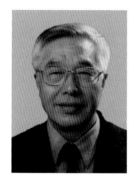

王侠生

教授,博士研究生导师。1957 年毕业于原上海第一医学院医疗系皮肤性病学专业,1981—1984 年于美国辛辛那提大学医学中心研修职业性环境性皮肤病及皮肤毒理学。曾任原上海医科大学皮肤病学研究所所长、上海医科大学附属华山医院皮肤科主任,兼任亚洲皮肤科协会理事,中华医学会皮肤科学会委员,上海市皮肤科学会主任委员,《中华皮肤科杂志》副主编,《临床皮肤科杂志》《中国皮肤性病学杂志》《中国麻风皮肤病杂志》等编委。主要研究领域为职业性及环境性皮肤病、皮肤毒理及变应性和免疫性皮肤病等。1991 年被评为校优秀教育工作者,1992 年起享受国务院颁发的政府特殊津贴。获部、市级科技奖 8 项。主编皮肤科教材、参考书及工具书共 18 部,包括《职业性及环境性皮肤病:临床与防治》《皮肤科用药及其药理》《杨国亮皮肤病学》《现代皮肤病学》《皮肤科诊疗手册》等。其中,高等医药院教材《皮肤病学》因富于教学改革创新获校级优秀教材二等奖,《现代皮肤病学》获国家卫生部科技进步三等奖,《职业性及环境性皮肤病:临床与防治》系我国近 40 年来该领域的首部专著。已在国内外刊物上发表论文 120 余篇。

主译简介

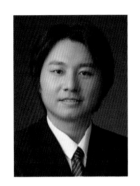

盛友渔

复旦大学医学博士，复旦大学附属华山医院皮肤科主治医师。上海医学会皮肤性病学会毛发学组成员，上海市中医药学会皮肤病分会毛发学组成员，中国非公医疗皮肤专委会毛发医学与头皮健康管理学组成员，中国抗衰老医学美容协会头皮与毛发学组成员，《中国美容医学》期刊编委。从事脱发专病门诊工作10余年，主攻重症斑秃、中重度女性型脱发、男性雄激素性秃发、休止期脱发等难治性毛发疾病，广泛开展微针、光疗、美塑疗法、富血小板血浆注射和中西医结合治疗。参与完成头皮与毛发疾病相关的临床研究和多中心随机对照临床试验12项，国家及省部级课题10项。参编专著《现代皮肤病学》《杨国亮皮肤病学》等，主译《斑秃：临床医师手册》。

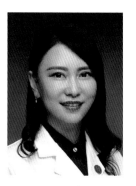

吴　巍

医学博士，副主任医师，上海交通大学医学院附属第九人民医院整复外科专家。国际毛发修复外科协会（ISHRS）会员，亚洲毛发修复外科医生协会（AAHRS）终身会员，美国ARTAS植发机器人认证专家，中华医学会整形外科分会毛发移植分会常务委员，中国整形美容协会毛发医学分会常务委员，中国整形美容协会海峡两岸分会毛发移植学术专业组主任委员，中国医师协会美容与整形医师分会毛发整形美容专业委员，中国非公立医疗机构协会整形与美容专业委员会毛发分委会常务委员，中国非公立医疗机构协会皮肤专业委员会毛发医学与头皮健康管理学组常务委员，《组织工程与重建外科》第五届编辑委员会编委。博士期间专门从事人毛囊干细胞的研究，在采用毛囊干细胞组织移植修复颜面部瘢痕、各种眉睫缺损的修复及毛囊干细胞修复皮肤缺损和瘢痕的机制研究有很深的造诣，在精细面部轮廓毛发移植、脱发的综合治疗、生发的新药研发、生发仪器的研发等方面提出了很多独创的新方法，得到了国内外同行的广泛认可。主持或参与国家及省部级课题5项，授权专利3项。在国际国内的毛发移植大会做主持及大会发言100余场次。参编专著《头面部毛发的美学种植与文饰》《现代毛发移植技术》等，以第一作者或通讯作者于SCI期刊发表论文12篇、于国家级核心期刊发表论文3篇，参与制订《中国人雄激素性脱发诊疗指南》《毛发移植规范》。

原书编者名单

Aurora Alessandrini MD
Dermatology
Department of Experimental, Diagnostic and
　Specialty Medicine
University of Bologna
Bologna, Italy

Claudia Bernárdez MD PhD
Grupo Pedro Jaén Dermatology Clinic and
　University Hospital Ruber Juan Bravo
Madrid, Spain

Andrea Combalia MD
Department of Dermatology
Hospital Clinic and University of Barcelona
Barcelona, Spain

Patricia Damasco MD
Patricia Damasco Dermatologia e Cabelo
Brasília, Brazil

Sanober Burzin Daruwalla MD
Department of Dermatology
Lokmanya Tilak Municipal Medical College and
　Lokmanya Tilak Municipal General Hospital
Sion, Mumbai, India

Rachita S. Dhurat MD
Department of Dermatology
Lokmanya Tilak Municipal Medical College and
　Lokmanya Tilak Municipal General Hospital
Sion, Mumbai, India

Bruna Duque-Estrada MD, PhD
Outpatient Clinic of Capillary Disorders
Instituto de Dermatologia Professor Rubem David
　Azulay
Santa Casa de Misericórdia do Rio de Janeiro
Rio de Janeiro, Brazil

Andjela Egger BS
Dr. Phillip Frost Department of Dermatology and
　Cutaneous Surgery

University of Miami Miller School of Medicine
Miami, Florida

Bessam Farjo mbchb, ABHRS, FISHRS, FIT
Farjo Hair Institute
Manchester, United Kingdom

Nilofer Farjo mbchb, ABHRS, FISHRS, FIT
Farjo Hair Institute
Manchester, United Kingdom

Juan Ferrando MD, PhD
Department of Dermatology
Hospital Clinic and University of Barcelona
Barcelona, Spain

Jared Marc John BM, BS
Sinclair Dermatology
East Melbourne, Victoria, Australia

Kristen Lo Sicco MD
Ronald O. Perelman Department of Dermatology
New York University School of Medicine
New York, New York

Giselle Martins Pinto MD, PhD
Dermatologia
Porto Alegre, Brazil

Mariya Miteva md, phd
Dr. Phillip Frost Department of Dermatology and
　Cutaneous Surgery
University of Miami Miller School of Medicine
Miami, Florida

Oscar Muñoz Moreno-Arrones MD, PhD
Department of Dermatology
Hospital Universitario Ramóny Cajal
Madrid, Spain

Rui Oliveira Soares MD
Centro de Dermatologia
Hospital CUF Descobertas and CUF Torres Vedras
　Hospital

Torres Vedras, Portugal

Bianca Maria Piraccini MD, PhD
Dermatology Department of Experimental,
  Diagnostic and Specialty Medicine
University of Bologna
Bologna, Italy

Rodrigo Pirmez MD, PhD
Outpatient Clinic of Capillary Disorders
Instituto de Dermatologia Professor Rubem David
  Azulay
Santa Casa de Misericórdia do Rio de Janeiro
Rio de Janeiro, Brazil

Adriana Rakowska MD, PhD
Department of Dermatology
Medical University of Warsaw
Warsaw, Poland

Lidia Rudnicka MD, PhD
Department of Dermatology
Medical University of Warsaw
Warsaw, Poland

David Saceda MD, PhD
Department of Dermatology
Ramóny Cajal University Hospital
Madrid, Spain

Cristina Serrano MD
Clinica Dermatologica
Granada, Spain

Jerry Shapiro MD, PhD
Ronald O. Perelman Department of Dermatology
New York University School of Medicine
New York, New York

Rodney Sinclair MD, MBBS, FACD
Epworth Healthcare and Sinclair Dermatology
University of Melbourne
East Melbourne, Victoria, Australia

Michela Starace MD, PhD
Dermatology Department of Experimental,
  Diagnostic and Specialty Medicine
University of Bologna
Bologna, Italy

Katerina Svigos BA
Ronald O. Perelman Department of Dermatology
New York University School of Medicine
New York, New York

Antonella Tosti MD, PhD
Dr. Phillip Frost Department of Dermatology and
  Cutaneous Surgery
University of Miami Miller School of Medicine
Miami, Florida

Sergio Vañó Galván MD, PhD
Department of Dermatology
Hospital Universitario Ramóny Cajal
Madrid, Spain

Anna Waśkiel-Burnat MD, PhD
Department of Dermatology
Medical University of Warsaw
Warsaw, Poland

Lu Yin BA, MD
Ronald O. Perelman Department of Dermatology
New York University School of Medicine
New York, New York

译者前言

秀丽的头发是健康和美丽的外在表征。头发状况可显著影响个体的容貌、心理和生活质量，柔顺健康的头发和漂亮的发型常常给人们在社交活动中带来优势。

近年来，我国脱发人群呈直线上升趋势。国家卫健委发布的数据显示，我国脱发人群已超 2.5 亿，平均每 6 人中就有 1 人存在脱发症状。其中 20—40 岁的人群占据较大比例，"90 后"已赶超"80 后"逐渐成为脱发群体的"主力军"，而"00 后"也逐渐开始加入脱发大军。一时间，"脱发"成为当下最有共鸣的话题，如"聪明绝顶""秃如其来""未脱单，先脱发""熬最深的夜，脱最多的发"。此外，"头等大事"的困扰不仅会产生焦虑和无奈等负性情绪，还可造成抑郁和自卑等不良影响。

毛发（毛囊）虽然是微小的皮肤附属器，但其调控机制十分复杂，涉及基因、内分泌、免疫、代谢等诸多方面，而且毛发疾病种类繁多，往往需要医生正确、全面的诊断，并在此基础上制订规范、综合、长期的治疗方案。

原著者 Rubina Alves 教授和 Ramon Grimalt 教授除在大学的附属医院进行长期教研及工作的同时，也开设自己的私立诊所，均有深厚的理论功底和丰富的实践经验，将每种诊断与治疗技术独立成章，全面、详尽地介绍了目前临床应用较成熟的各种诊疗技术适应证、操作步骤和注意事项，并配有丰富的病例照片，同时结合实践心得，将重点提炼总结成流程图，便于读者在临床工作中进行借鉴。

本书的译者皆为皮肤科及整形外科毛发疾病亚专业领域的中青年专家，他们除致力于脱发专病门诊临床工作外，利用业余时间将本书翻译成中文版，希望本书能增加相关从业者对毛发疾病诊治管理的意识及知识。衷心感谢参与本书翻译的各位同道所付出的辛勤努力，极其荣幸能够邀请王侠生教授担任本书主审，衷心感谢王侠生教授的悉心指导和支持。此外，我们还要感谢中国科学技术出版社对我们的信任，以及在编校和出版事务方面给予的支持和帮助。

由于医疗背景不同，原著的部分内容或细节可能与国内临床实践存在差异，但为保留原著原味，中文翻译版未做删减，望各位读者知晓并理解。同时中外术语规范及语言表述有所差异，中文翻译版中可能存在疏漏或欠妥之处，敬请各位同道和广大读者批评指正。

复旦大学附属华山医院皮肤科

上海交通大学医学院附属第九人民医院整复外科

补充说明：书中参考文献条目众多，为方便读者查阅，已将本书参考文献、推荐阅读更新至网络，读者可扫描右侧二维码，关注出版社医学官方微信"焦点医学"，后台回复"毛发疾病"，即可获取。

原书前言

当 Rubina Alves 教授起初向我提出要编写一部新书的想法时，我对编写本书的必要性抱有怀疑的态度；然而，在我聆听了她的建议和观点后，我意识到了编写本书的重要性。由于目前尚缺乏关于毛发诊疗技术的实用手册，所以出版本书的初衷是希望帮助相关专业的医生，在日常实践中更好地治疗受毛发疾病困扰的患者。在编写本书内容时，我们试图用清晰简洁地表述方法，尽可能简明地阐述治疗技术，以达到实用的目的。

我们要感谢所有慷慨接受我们提议的作者，还要感谢我们的编辑 Robert Peden 和 CRC 出版社对我们的信任，以及在管理所有编辑事务方面给予的支持和帮助。

希望您喜欢我们的书并能对您有所帮助。

Rubina Alves

Ramon Grimalt

目　录

第1章 绪 论

Introduction

Ramon Grimalt 著

盛友渔 译

    毛发疾病是病种繁多的一大类疾病，也是皮肤科和整形外科的常见问题，该疾病的患病人群数量极多。

    35 年前，我还是一名医学生。在巴塞罗那大学 5 年级的毛发疾病课上，授课教授的开场白是："别在毛发疾病上浪费时间了，没什么好做的，你们看看我！"边说边指着他的秃头，逗得我们全班哄堂大笑。然而，这可能也给我们这一代的大部分医生留下了这样一种观念，即毛发疾病不值得关注。

    自 20 世纪 80 年代早期，普强（Upjohn）公司的第一款外用米诺地尔溶液上市以来，情况慢慢发生了改变。随后我们又进入了一个漫长的停滞期，直至 1997 年美国食品药品管理局（Food and Drug Administration，FDA）批准非那雄胺用于治疗雄激素性秃发。此后，出现了一些新药物、新治疗方法和技术，同时至少有两本专注于毛发疾病诊疗的国际期刊（美国佛罗里达迈阿密的 A.Tosti 教授与 D. Rigopoulos 医生主编的 *Skin Appendage Disorders* 和印度清奈 S. Murugusundram 医生主编的 *Interna-tional Journal of Trichology*）。

    本书以一系列专题为起始，覆盖了毛发疾病的大部分内容，既有助于读者开展毛发疾病的诊疗实践，也可满足高年资医生更新知识、了解进展的需求。

    同时，我们很荣幸地邀请到各个专题的国际专家，很高兴他们接受邀请并慷慨地奉献出他们的时间和知识参与本书的编写。

    因此，读者通过本书可以找到关于日常毛发疾病诊疗所需的全部信息。本书正文以意大利博洛尼亚的 Alessandrini、Piraccini 和 Starace 医生编写的 "Summary of Hair Diseases"（毛发疾病概述）为开篇，其中包括了大部分常见毛发疾病的常规诊疗方法。

我们邀请到波兰的 Adriana Rakowska 教授分享她在患者临床拍照方面经验和技巧。高质量的照片不仅能满足教学需要，也有利于患者随访。大部分患者都愿意让我们为他们的毛发问题保存清晰的随访照片。

拉发试验和毛发图像分析是经典技术，目前仍是诊断毛发疾病的首选方法。一些年轻的皮肤科医生都没有接受过这两种技术的培训，Cristina Serrano Falcon 医生主编的章节给他们提供了学习正确运用这些技术的机会。

自 20 世纪 90 年代早期首次报道皮肤镜用于色素性皮损的论文后，一些医生也开始使用皮肤镜研究毛发疾病。现在皮肤镜在毛发疾病的诊断方面作用明确，对此 Rudnicka 教授创新了"毛发镜"这个命名。我们根据毛发疾病的两大类（非瘢痕性脱发和瘢痕性脱发），用两个章节的篇幅介绍这些内容。我们很荣幸地邀请到该领域世界公认的专家 Bruna Duque-Estrada 和 Rodrigo Pirmez 医生，以及 Anna Waśkiel-Burnat 和 Lidia Rudnicka 医生编撰这两个章节。

头皮病理较难理解和掌握，而且头皮活检也容易出血，因此一些毛发专家通常不进行头皮活检。因此，我们邀请了头皮病理的国际专家 Mariya Miteva 医生，帮助我们理解病理技术并应用于疑难病例。Miteva 医生编写了这个精彩的章节来解答大家的疑问。

自 Rudolf Happle 教授首次应用半侧头皮法证实了局部免疫治疗对斑秃的功效，局部免疫治疗已长期在临床中应用。我依然记得 Jerry Shapiro 医生的观点，即局部免疫疗法治疗斑秃患者时，以引起"轻度可耐受的湿疹"决定二苯环丙烯酮浓度。Juan Ferrando 教授（一位毛发亚专业高级医师）和 Andrea Combalia 医生（一位潜力新星）针对这一经典而有效的疗法进行了精彩的论述和总结。

巴西的 Giselle Martins Pinto 医生是国际激光专家。在巴西召开的毛发研究大会上，针对激光在毛发疾病治疗中的作用展开了热烈讨论。一些研究显示出良好的效果；而另一些却没有显著疗效差异。在这个重要章节中，Martins Pinto 和 Damasco 医生阐述了如何合理应用激光和低能量激光（low-level laser therapy，LLLT）治疗脱发患者。

皮肤滚针和微针时下也非常流行，许多国家的患者都愿意接受这些治疗。我们荣幸地邀请到来自印度孟买的 Rachita Dhurat 教授和 Daruwalla 医生。他们详细撰写了一个章节，全面阐述了微针治疗中的技巧和经验以提高疗效。概念虽然简单，但效果令人惊叹，受到患者青睐。

在目前的研究中，没有比来自澳大利亚墨尔本的 Rodney Sinclair 教授更适合撰写口服米诺地尔和 JAK 抑制药这部分内容的学者了。Rodney Sinclair 教授有丰富的治疗经验，他和 Jared Marc John 医生提供了对日常诊疗非常有用的信息。这个章节详细论述了口服和外用米诺地尔治疗脱发的作用机制，且两者区别不大，不良反应轻微。JAK 抑制药研究在持续进展，一些 JAK 抑制药被证实对治疗斑秃有效但有一定不良反应。我们相信，外用 JAK 抑制药未来将会是一种针对重度斑秃有效、安全且经济的治疗方案。

西班牙马德里的 Sergio Vaño Galván 医生团队努力地在毛发疾病治疗新进展方面收集共识和证据。其中的一位成员，David Saceda 医生，撰写了出色的章节来阐述美塑疗法在脱发治疗中的应用。David Saceda 及其同事在注射度他雄胺治疗方面具有丰富的经验并取得了良好的疗效。在该章节中，他们提供了成功开展美塑疗法所需的实践操作方法、稀释剂、频率和剂量等信息。

富血小板血浆（platelet-rich plasma，PRP）是将自体血液通过离心获得的含有高浓度血小板的产物。血小板活化和血小板衍生生长因子（platelet-derived growth factor，PDGF）是 PRP 疗效的关键。PRP 最早用于整形外科，目前 PRP 制备系统是通过美国食品药品管理局 510（k）通道审评的医疗器械❶，用于增强术中骨移植物植入的效果。PRP 在全世界都很流行，许多患者会询问 PRP 治疗。我们荣幸地邀请到纽约的 Jerry Shapiro 教授团队编写这个章节，传授他们在 PRP 新技术方面的宝贵经验和精湛技巧。

在 20 年前我刚开始从事毛发疾病领域的工作时，皮肤科医生普遍不关注美发护发用品，认为这些只与美发师和造型师有关。然而，关于面部化妆品的理念已经发生了转变。现如今，大部分皮肤科医生在被患者询问美容问题时，都会提供基本的信息和建议。类似地，毛发专科医生和皮肤科医生现在也会给予患者建议和指导，帮助患者改善毛发外观。掌握美发和护发产品的基本知识对于正确、全面评估毛发疾病患者非常重要。意大利博洛尼亚的 Bianca Maria Piraccini 医生团队在美发和护发产品这个章节中提供了实用经验和信息。

社交媒体已经发展变化，我们可以向全世界展现自己。人们愈发注重外貌的重要性，不仅是因为对自身容貌的关注更高，也是因为通过社交媒体有了更

---

❶ 译者注：510（k）通道是美国国会建立的医疗器械风险分类体系，授权 FDA 制订了相应的审评标准。

多的机会向其他人展现自己。

毛发疾病患者深受脱发问题和治疗困难之苦，其不但影响外貌，也可能导致心理问题。一名称职的医生在治疗毛发疾病的同时，也应该关心可能伴有的心理问题，从而更好地提高患者的生活质量。已有研究显示，男性型脱发会显著降低患者生活质量并常伴有严重的心理问题。脱发引起的负面影响包括自卑、外表吸引力下降、抑郁、情感苦闷、低自我认知、焦虑和心理失调。此外，患者还对外貌不满意、忧心忡忡，担心其他人的反应、被别人调侃。美国佛罗里达州迈阿密的 Antonella Tosti 教授和 Andjela Egger 医生，在编写的章节中全面阐述了脱发的心理影响。

Bernstein 和 Rassman 医生在 1998 年首先提出"毛囊单位提取技术"（follicular unit extraction，FUE）这个术语，在过去的 10 年中全球植发手术发生了彻底的改变。随着新技术的问世，许多过去抵触头皮手术的患者现在也满意植发的效果。过去，很多医院皮肤科不具备经典头皮条切取技术的基础设施，或对投资聘用一个植发团队犹豫不决，如今可以应用 FUE 而不需要考虑上述问题。

新的 FUE 系统也适合于小面积的植发，而头皮条切取技术通常不采用。此外，治疗费用的巨大变化和低成本国外就医行为的开展，都促使有意愿接受植发手术治疗的脱发患者数量激增。英国曼彻斯特的 Bessam Farjo 医生编写的精彩章节对期望从事毛发外科的医生提供了丰富的信息，包括如何更好地评估患者和如何开展第一台植发手术。

植发患者的增多也迫使那些不从事植发的皮肤科医生需要掌握一些评估植发术后患者的技巧。毛发镜是一个非常有用的评估植发患者发展的工具。Rui Oliveira Soares 医生在其编写的章节中详细分享了毛发镜在毛发移植中的应用技巧和经验。

在本书的最后章节中，Oscar Muñoz Moreno-Arrones 和 Sergio Vañó Galván 医生提供了关于开展毛发疾病咨询诊疗的指导。他们给出一套方案，即指导如何建立并成功开展毛发门诊。他们在西班牙马德里运营了一家业务繁忙的诊所，并赢得了广泛的声誉。

虽然本书并不是一本图谱，但我们仍希望增加大量的图片来展示各种技术，这使得本书的实用性更强。Rubina Alves 医生强化了这种理念，在附录中他对三种常用的治疗方法（富血小板血浆注射、度他雄胺联合美塑疗法、皮损内注射糖皮质激素）进行了详细的描述补充。目的是为了循序渐进地向读者展示如何运用这些技术，更直观易懂地帮助读者从理论到实践。

希望您喜欢本书！我们尽了最大努力使其更实用和有益。

第2章 瘢痕性脱发和非瘢痕性脱发的概述 ❶

Summary of Hair Diseases: Cicatricial and Non-Cicatricial

Aurora Alessandrini   Bianca Maria Piraccini   Michela Starace   **著**

吴 巍 **译**

一、概述

脱发的两种基本类型是瘢痕性脱发和非瘢痕性脱发。非瘢痕性脱发在日常实践中更为常见，可由雄激素性秃发、斑秃、休止期脱发或生长期脱发引起。瘢痕性脱发较为少见，其特征是毛囊受损，并伴有永久性脱发和皮肤瘢痕，如毛发扁平苔藓或前额纤维化性脱发。在这一章中，我们将详细介绍这些毛发疾病最重要的特征，揭示它们之间的主要区别（表2-1）。

二、非瘢痕性毛发疾病

1. 雄激素性秃发 雄激素性秃发（androgenetic alopecia，AGA）是非瘢痕性脱发的最常见的类型，可使50%的女性和80%的男性受影响[1]，青春期后发病率随着年龄的增长而增加。它在白种人中的患病率高于黑种人和黄种人[2,3]。

雄激素性秃发（AGA）是一种受睾酮代谢物双氢睾酮（dihydrotestos-terone，DHT）影响的进行性脱发，属于常染色体显性遗传的多基因疾病，常发生于雄激

---

❶ 本章原著层级疑有误，已修改

表 2-1　最常见的瘢痕性脱发疾病

瘢痕性脱发具体分类	常见疾病
淋巴细胞性	• 毛发扁平苔藓 • 前额纤维化性脱发 • 盘状红斑狼疮 • 中央离心性瘢痕性脱发 • 脱发性棘状毛囊角化病
中性粒细胞性	• 脱发性毛囊炎 • 头皮穿掘性蜂窝织炎
混合性	• 头皮糜烂性脓疱性皮炎

素依赖的额颞部和头顶等区域。

【临床表现】　雄激素性秃发在男性和女性中的临床表现有所不同。在男性患者中，该病表现为进行性的额颞部毛发向后退缩和头顶部毛发脱落；在女性患者中，前额发际线一般不累及，脱发几乎均匀地累及发际线后方的额部区域（图 2-1 和图 2-2）。男性可能出现女性的脱发表现，反之亦然。

【诊断】　判断男性 AGA 的严重程度通常使用 Hamilton-Norwood 分级（分为 12 级），而判断女性 AGA 的严重程度可以使用 Ludwig 分级（分为 3 级）、Sclair 分级（分为 5 级）或 Savin 分级（分为 6 级）。

拉发试验通常可以显示休止期的发根，但目前毛发镜是最重要的诊断工具，已经几乎取代了头皮活检。诊断结果一般显示：①毛发直径减小，由于毛囊微小化导致直径 <0.03mm 的毛发数量增加；②毛发直径的变化累及 > 20% 雄激素依赖区域的毛发；③毛发数量减少；④每个毛囊皮脂单位的毛发数量减少[4]。

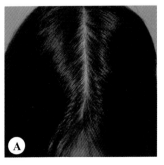
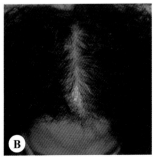

◀ 图 2-1　不同程度的女性 AGA

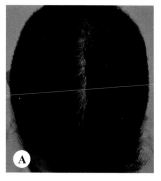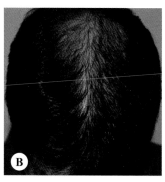

◀图 2-2　不同程度的
男性 AGA

对于可疑病例，可以进行头皮活检（5mm 环孔）。微小化毛囊的检测具有诊断性，并且伴随着终毛、生长期毛发的减少，以及毳毛、休止期毛发和纤维束的增加。毛囊漏斗部周围可见轻至中度的毛囊周围淋巴组织细胞的炎性浸润[1]。

【治疗】　对于此类疾病，有多种可用的局部和系统疗法。米诺地尔作为"毛发生长刺激剂"的发现，是脱发治疗的里程碑事件，即使它的确切作用机制还不完全明确[5]。对于男性 AGA 患者，使用 5% 米诺地尔 1ml，每日 2 次，涂抹于雄激素依赖性的头皮部位；对于女性 AGA 患者，使用 2% 米诺地尔 1ml，每日 2 次，或使用 5% 米诺地尔 1ml，每日 1 次。治疗应该是持续的，为了维持疗效不应该中断治疗。口服米诺地尔是一个重要的研究领域[6-10]。前列腺素类似物（prostaglandin analog，PGA），如拉坦前列素（latanoprost）和比马前列素（bimatoprost），可用于局部治疗 AGA，以刺激毛发生长，治疗具有良好的临床效应[11]，但疗效不如米诺地尔。在系统治疗中，应该考虑 5α- 还原酶抑制药。

对于男性 AGA 患者，每日摄入 1mg 非那雄胺可以显著增加毛发总数；然而，只有在胡须完全形成的情况下才能使用该药。用药应随着时间的推移而延长。非那雄胺 1mg+5% 米诺地尔是治疗男性 AGA 患者的最佳联合用药方案，患者可获显著改善，且优于单一疗法。

最常见的不良反应见于性功能方面，包括性欲减退、勃起功能障碍和射精问题[12, 13]，但这些不良反应很少见，并且可以随着药物的停用而消失。

在女性 AGA 患者中，口服非那雄胺只能用于绝经后女性或愿意使用口服避孕药的女性，估计有效剂量为 5mg。一些研究结果显示，非那雄胺也可以外用，这是毛发研究中一个非常有趣的领域[14-17]。度他雄胺是一种比非那雄胺更有效的还原酶抑制药，因为它同时抑制 Ⅰ 型和 Ⅱ 型 5α- 还原酶，剂量为每日 0.5mg。在男性 AGA 患者的治疗中，有明确的证据表明它是有效的 [18]，但对性功能的不良反应更大。

少量的数据表明激素，如口服醋酸环丙孕酮（cyproterone acetate，CPA），可能对患有 AGA 和高雄激素血症的女性有帮助 [19]。我们建议与内分泌科医生或妇科医生联合管理这些疗法。

CPA 的作用是干扰 5α–DHT 与雄激素受体的结合，并抑制 FSH 和 LH 的分泌，这一点与孕激素的作用相似。另外，需同时服用雌激素（炔雌醇或口服避孕药），以增强抗雄激素的活性。螺内酯也具有良好的长期安全性，可以阻止脱发进展 [20-22]。氟他胺是一种非甾体选择性的抗雄激素药物，可以抑制雄激素与其受体的结合，虽然还没有建立一个标准化的剂量用药方案 [23, 24]，但它也可以作为雄激素水平正常患者的治疗选择。众所周知，这种药物具有肝毒性风险，但它是剂量依赖的，而不是特异的。因此，在低剂量的情况下，这种风险完全消失，而不会改变其强大的抗雄激素活性 [24]。治疗的其他选择包括富血小板血浆（platelet-rich plasma，PRP）[25, 26]、低能量激光（光）疗法 [27] 与手术 [28, 29]。

2. 休止期脱发　休止期脱发（telogen effluvium，TE）由 Kligman 于 1961 年首次提出 [30]，描述的是一种在触发事件后约 3 个月发生的弥漫性脱发，并持续约 6 个月。TE 患者脱发的范围通常不及头皮总体毛发的 50% [31]。男性女性均可罹患 TE，但于成年女性更加常见。休止期脱发（TE）的病因主要有以下 5 种，具体如下 [32]。

(1) 毛囊周期中断，从生长期突然转换到休止期。这是最常见的原因。
(2) 生长期延长导致毛囊周期同步化。
(3) 生长期缩短导致毛囊周期同步化。
(4) 休止期毛发过早脱落。
(5) 休止期的持续时间延长。

【临床表现】 休止期脱发（TE）分为急性和慢性，有不同的病因、症状和转归。急性 TE 由不良事件引起，这些事件促使大量毛囊进入休止期。诱发的原因包括全身疾病、药物、发热、压力、体重减轻、分娩、缺铁和炎症性头皮疾病。虽然偶尔报道称大量药物会引起 TE，但只有少数药物的相关性已得到证实 [33]。此外，脱发的严重程度取决于药物种类、药物剂量和患者的易感性。脱发可能非常严重，达到每天脱发 100～200 根（图 2-3）。

慢性 TE 的特征是持续 6 个月以上的轻度脱发。这种情况主要影响中年女性，

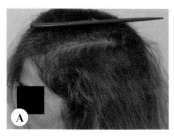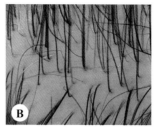

◀ 图 2-3 减肥后急性休止期脱发的临床照片（A）和毛发镜图像（B）

由于患者不记得致病因素，因此经常无法解释。临床经常报道患者伴有头皮感觉异常 [34]。

【诊断】 体格检查可以正常，但在许多情况下，患者准确的临床病史可以帮助识别休止期脱发的触发事件，该事件一般发生在出现临床表现的前 3 个月左右。最重要的鉴别诊断是雄激素性秃发。

对于确定诊断应进行一整套的实验室检查，包括全血细胞计数、尿液分析、血清铁蛋白和 T_3、T_4、促甲状腺激素（thyroid stimulating hormone，TSH）[35]。如果在洗头的时候同时脱落 6 根以上的休止期毛发的发根，表明拉发试验是阳性的。在休止期脱发中，没有特殊的毛发镜检查表现。然而，若观察到直立的再生毛发的存在和大量只有单根新生毛干的毛囊开口，在没有其他脱发原因的情况下，可能意味着休止期脱发。根据 Rudicka 等描述 [36]，休止期脱发可以被定义为一种排除性诊断。

在可疑的情况下，可以进行头皮活检，即毛囊的数量和密度通常正常，但处于退行期或休止期的毛囊比例增加。如果 25% 的毛囊处于休止期，则确诊为 TE。休止期毛发的百分比通常不应＞50% [37]。

【治疗】 在对 TE 的治疗中，最重要的是对患者的自然病史和自发缓解的良性病程进行咨询。如果可能，β 受体拮抗药、维甲酸、抗凝血药或抗甲状腺药物等需要被替换，甲状腺功能障碍等内分泌疾病应该得到治疗。营养不足也应该得到纠正。

治疗方法包括口服含有毛囊生长活动所需的铁、维生素和氨基酸等营养物质，以及局部使用专为阻止急性脱发和促进毛发生长而配制的药物制剂 [38]，如胰岛素样生长因子 1（insulin-like growth factor-1，IGF-1）、成纤维细胞生长因子（fibroblast growth factor，FGF）和血管内皮生长因子（vascular endothelial growth factor，VEGF）。

局部或口服米诺地尔在延长生长期方面有一定的效果[39, 40]，可以作为一种选择。较新的辅助治疗方式包括物理疗法，如微针[41]。

3. 生长期脱发　生长期脱发（anagen effluvium，AE）是致病病原的结果，它导致基质细胞有丝分裂活动突然停止，从而形成毛发受损，毛发直接在角质区上方断裂。有丝分裂活性最高的毛囊会受到最强的损伤，并会导致生长期脱发，而有丝分裂活性较弱的毛囊则会受到轻微的损伤，并进入休止期，几个月后会有休止期毛发脱落。没有致病病原存在则不会导致"纯粹的"AE，常见的原因是细胞毒性药物、滑石、汞、砷中毒及斑秃。

如今，AE 通常被称为化疗引起的脱发，由抗代谢药物、烷化剂与有丝分裂抑制药引发。

【临床表现】　脱发通常突然开始，并导致弥漫性的严重脱发。

【诊断】　拉发试验显示营养不良的生长期毛发有着色的毛干。在 AE 的初期，毛发镜检查显示黑点和断发，而在化疗结束时，除上述特征外，还可以检测到大量重新生长的细发，以及稀少的终发、散在的黑点和环状发[42]。

【治疗】　在永久性脱发中，似乎没有有效的治疗方法来预防或阻止脱发。一种被提议的预防脱发的方法是头皮降温，它的作用机制可能与血管收缩有关，能够减少局部化疗药物浓度，减少毛囊细胞对化疗药物摄取和代谢[43, 44]。正如 Rossi 等研究发现[45]，多柔比星、表柔比星和多西紫杉醇诱导的脱发效应最强，而头皮降温不推荐用于血液系统恶性肿瘤，因为有头皮皮肤转移的风险。化疗后，为了加速毛发再生，最优选的药物是米诺地尔。化疗后再生的毛发通常以颜色、质地和形状的变化为特征，与原来的形式相比，毛发变得更黑更卷曲。超过 60% 的患者可能会出现这些改变[46]。

4. 斑秃　斑秃（alopecia areata，AA）是一种自身免疫性的非瘢痕性脱发。据统计，斑秃的患病率约为 0.2%，1.7%～2.1% 的人在其一生中经历过斑秃[47]。10—25 岁的人群患病率较高（60%），较少见于 60 岁以上的成年人[48]。

斑秃的病因尚不明确，但据推测，一种尚不明确的触发因素能够诱导具有斑秃遗传易感性者的自身免疫过程。环境因素（感染、毒素）、免疫因素（甲状腺疾病、1 型糖尿病、类风湿关节炎、白癜风）和遗传因素是斑秃发生的原因[49, 50]。此外，有研究认为，斑秃是由于在生长期产生影响自身毛囊结构的抗体所致，特别是渗入毛囊球部的 $CD4^+$ 和 $CD8^+$ T 淋巴细胞。

【临床表现】　该病起初为突发一片或多片圆形斑片状脱发。斑秃可累及身体任何有毛发的部位，但更多位于头皮和胡须。头皮受影响最大的区域是头顶部位；当脱发斑片位于发际线的颞枕区时，称为匍行型斑秃（ophiasis）。斑秃按临床范围可分为单发或多发斑片型斑秃、累及全头皮的斑秃（全秃）、累及全身毛发的斑秃（普秃）。斑秃也可能表现为弥漫性脱发，或者可能只累及睫毛和眉毛（图 2-4）。此外，指甲也会呈现出"几何图形的"凹点[51]。

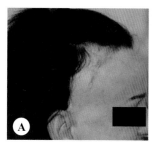 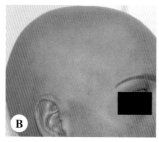 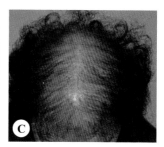

▲ 图 2-4　不同类型的斑秃
A. 匍行型斑秃；B. 全秃；C. 弥漫性脱发

【诊断】　斑秃的严重程度可以通过脱发严重度评分（severity of alopecia tool, SALT）来评估，并根据美国国家斑秃基金会（National Alopecia Areata Foundation）指南进行分级[52]。实验室检测可以用来排除相关的自身免疫性疾病。

临床很少对斑秃进行组织学检查，尽管它能显示出毛球周围的细胞聚集，并提示炎症的过程[53]。

斑秃是一种生长期脱发，通过拉发试验和毛发镜检查，可以了解疾病处于哪个阶段，并监测治疗反应。在活动脱发斑片边缘，有典型的叹号样发，这是斑秃的特征，甚至用肉眼也可以直接观察到。斑秃的典型特征还包括黑点征（急性期）和黄点征（特别是在慢性斑秃更常见）。

斑秃也可以出现弥漫性脱发，没有典型的脱发斑，包括难辨认性斑秃（alopecia areata incognita，AAI）和弥漫型斑秃（diffuse alopecia areata，DAA）两种情况，这两种脱发在某些特征上有所不同。在毛发镜检查中，最常见的模式是空黄点、带有毳毛的黄点及再生的小毛发，但如果经常出现辫子发，几乎可以排除 AAI。在 DAA 中，营养不良性毛发和黑点的出现更为常见，这表明该病存在急性和深层次的炎性损伤。病理学检查结果可以出这些疾病的诊断[54]。

斑秃的病程难以预测。许多斑秃病例，即累及头皮<40%的患者会自愈，但疾病通常会复发，且复发病情通常比初发病情更严重。儿童期发病和具有特应性体质的斑秃患者预后往往较差。

【治疗】 治疗的选择取决于疾病的患病时长和患者的年龄。

最近斑秃诊断和治疗指南有所更新，增加了在循证医学基础上对单一治疗进行评估的内容。可用的治疗选择包括以下几点。

(1) 皮损内注射糖皮质激素，用于治疗单个脱发斑片或<25%头皮面积的脱发。

(2) 外用强效糖皮质激素，可作为儿童和拒绝皮损内注射的成人患者的一线治疗。

(3) 系统性应用糖皮质激素，用于重症急性期。

(4) 局部免疫疗法，可作为脱发面积广泛的慢性斑秃患者的一线治疗，如使用二苯基环丙烯酮（diphenylcyclopropenone，DPCP）或方酸二丁酯（squaric acid dibutyl ester，SADBE）。

(5) 外用蒽林药物，该药物刺激性反应轻微，并且对儿童的作用效果明显。

(6) 系统性应用免疫抑制药，如甲氨蝶呤和硫唑嘌呤，特别是与系统性应用糖皮质激素联合。

(7) 当毛发开始再生时，外用米诺地尔，以增加长度和直径。

(8) 生物制剂（如 Infliximab 和 Etanercept）或单克隆抗体（如 Efalizumab 和 Alefacept）。作为一类新的小分子药物，Janus 激酶（JAK）抑制药似乎也是有效的。特别是托法替布（Tofacitinib），5～10mg/次，每日 2 次，以及口服芦可替尼（Ruxolitinib）20mg，每日 1 次。小分子药物的外用制剂（2% 托法替布软膏、1% 芦可替尼软膏）也在研发中，因此需要更多的研究来证明这些药物的有效性和安全性。

(9) 辅助心理疗法，对患有严重斑秃的儿童或成人都有益。

5. 拔毛癖 拔毛癖（trichotillomania）的特征是患者反复拔出自己的毛发导致脱发和功能障碍，其患病率为 0.5%～2.0%。它是儿童短暂性脱发的较常见原因之一，而在成人中通常表现为精神疾病的症状。

【临床表现】 拔毛癖可能涉及身体的任何部位，但更常见的是头皮，然后是眉毛和外阴区域。临床表现为大小不一、形状奇特的脱发斑片。脱发斑片内并非完全没有毛发，而是存留有被截断和折断的不规则毛发。

脱发斑片周围的毛发经常受损，也可能有结痂和抓伤造成的小伤口。在老年和严重的病例中，拔毛癖可能会导致瘢痕性脱发。

一些患者在拔出毛发后会吃掉他的毛发（食毛癖），这可能会因为毛发而导致胃肠道阻塞，在极端情况下需手术治疗[55]。

【诊断】　患者或他们的亲属否认是患者自己导致的脱发，因此通常不会接受拔毛癖的诊断。拉发试验的结果通常是阴性的。

毛发镜检查可以发现由毛干拉扯和断裂引起的异常。折断可发生在毛干不同的位置，导致不规则的黑点、卷曲或钩状的毛发、磨损或分叉的毛发、郁金香样发、火焰样发、V 形发或发粉（图 2-5）[56, 57]。

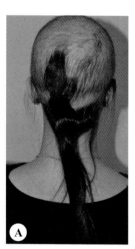
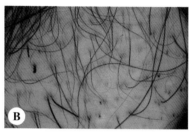
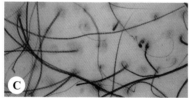

◀ 图 2-5　具有典型的奇特表现和特征
拔毛癖的临床照片（A）和毛发镜图像（B 和 C）

最重要的鉴别诊断是斑秃，在可疑病例中，还需行头皮活检，因为这两种疾病可能同时存在。

【治疗】　行为疗法是必要的，一般采用习惯逆转疗法（habit reversal therapy，HRT）。

药物治疗包括谷氨酸系统的调节药 N- 乙酰半胱氨酸，它已被证明在一些患者的强迫行为控制中是有疗效的。氯丙咪嗪（Clomipramine）或奥氮平（Olanzapine）可能也有助于控制症状[58]。

6. 生长期头发松动综合征　生长期头发松动综合征（loose anagen hair syndrome，LAHS）的特征是毛发对毛囊的固定不良。它可以是家族性的或散发的。在一些病例中报道，对内毛根鞘特异的黏附角蛋白（K6HF、K6IRS）编码基因发生突变[59]。

【临床表现】 患者大多是金发女童，有典型的毛发不生长或容易脱发的病史。其特征是生长期毛发在拉发试验中无痛脱落，近端毛发表皮褶皱，无内毛根鞘且基质弯曲。

【诊断】 毛发的显微外观具有诊断意义，因为生长期的发根没有根鞘，如果有 ≥ 10 根松动的生长期毛发则为阳性。如果毛发镜图像分析显示 70% 的生长期毛发松动，也具有诊断意义。

【治疗】 LAHS 在 2—6 岁起病，多数患者于成年后改善，因为成年后毛发会变得更长更密。目前还没有证据表明生物素补充药可以带来益处[60]，但这是一个很好的用药选择。局部应用米诺地尔已显示出显著的临床改善，并且没有不良反应[61]。

三、瘢痕性毛发疾病

瘢痕性脱发是由多种毛发疾病组成的一组疾患，在这些疾病中，永久性脱发是由于毛囊被纤维化而导致。瘢痕性脱发可能是由于针对毛囊的炎症直接引起，或是由于外源性因素或其他头皮疾病（如结节病）而间接导致。在本文中，我们主要关注瘢痕性脱发。

炎性浸润通常涉及毛囊的永久部分，其中存在包含毛囊干细胞库的毛囊隆突区。根据存在的主要细胞类型，根据共识发布的分类方案对它们进行分类，包括淋巴细胞性、中性粒细胞性或混合性。毛发镜可用于初步鉴别诊断，并用于选择头皮活检的最佳部位。头皮活检对于瘢痕性脱发的诊断是必需的。治疗的目的在于保留健康的毛发并避免进一步发展[62]。

（一）淋巴细胞性

1.毛发扁平苔藓 毛发扁平苔藓（lichen planopilaris，LPP）是一种原发性淋巴细胞性瘢痕性脱发，即为一种毛囊型扁平苔藓。病因尚不明确，但据推测其发病机制可能与自身免疫有关。

北美毛发研究学会（North American Hair Research Society）[62] 将 LPP 分为三种临床类型，主要根据脱发的临床形式加以区分，即经典型 LPP、前额纤维化性脱发（frontal fibrosing alopecia，FFA）和 Graham-Little-Piccardi-Lassueur 综

合征[63]。不太常见的亚型包括模式化分布的纤维化性脱发（fibrosing alopecia in pattern distribution，FAPD）和瘢痕性女性型脱发（cicatricial pattern hair loss，CPHL）[64]。

　　FAPD 是一种进行性瘢痕性脱发，在组织病理学上与 LPP 无法区分，但仅限于雄激素敏感的毛囊区域，表现为毛囊周围红斑、毛囊角化和中央头皮毛囊开口缺失。CPHL 是一类多种淋巴细胞性瘢痕性脱发，表现为女性型脱发，临床上没有明显的炎性体征，但特点是局灶性脱发面积较小，如橡皮擦大小。因此，LPP 不仅可以表现为一种局部疾病，有明显的瘢痕性脱发斑片，还可以表现为头皮的弥漫性受累（图 2-6）。这些弥漫性的病变类型经常被误诊为脂溢性皮炎或雄激素性秃发，导致诊断延误和进展为不可逆性纤维化。

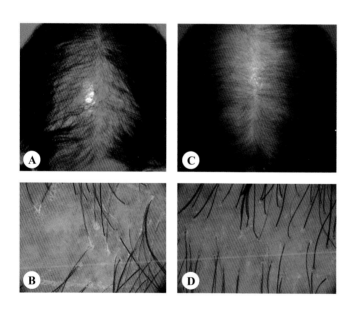

◀ 图 2-6　典型毛发扁平苔藓（LPP）的临床照片（A）和毛发镜图像（B），弥漫性毛发扁平苔藓的临床照片（C）和毛发镜图像（D）

　　【临床表现】　典型 LPP 的特征是具有一个或多个形状和边缘不规则的脱发区域，更常见于头皮中央并伴有强烈的头皮瘙痒。通常用肉眼可以观察到炎症表现伴皮肤萎缩，这是瘢痕性脱发的体征。

　　【诊断】　口腔黏膜、皮肤和指甲的检查结果可能比其他区域更加明显。活动期的拉发试验对营养不良的生长期毛发呈阳性。用毛发镜可以观察到毛囊周围红斑丘疹和尖锐的角化过度的毛囊棘，毛囊开口缺失。毛发镜特征可能与其他瘢痕性毛发疾病相似。因此，组织学是必不可少的，即活组织检查必须从脱发斑片的边缘病变活跃区域取材，而不是在瘢痕内进行。LPP 的特征是淋巴细胞介导的苔藓样带状界面皮炎，累及毛囊和毛囊间表皮[65]。

【治疗】 LPP 对治疗药物并不敏感，在许多患者中，尽管接受治疗，疾病仍会发展为严重的瘢痕性脱发。在轻度至中度 LPP 中，如果头皮受累＜10%，可以选择病灶内注射曲安奈德。系统性应用糖皮质激素可用于快速进展的侵袭性疾病和严重的主观症状。对于头皮受累＞10% 和（或）对局部外用或皮损内注射糖皮质激素治疗反应不敏感的患者，建议在眼科检查后口服羟氯喹（200mg/ 次，每日 2 次）。据报道，环孢素对羟氯喹和糖皮质激素无反应的 LPP 有效[66]。强效糖皮质激素的局部治疗可以与其他疗法联合使用。局部使用米诺地尔可以增加头皮上的毛发直径，以期遮盖病变累及的区域。

2. 前额纤维化性脱发 前额纤维化性脱发（frontal fibrosing alopecia，FFA）几乎仅影响更年期女性，男性患者较少见[67, 68]。

【临床表现】 FFA 的特点是额颞部发际线逐渐后移，50%～75% 的患者眉毛部分或完全脱落（图 2-7）。该病一般进展缓慢，对治疗的反应也很差。FFA 患者可以检测到非炎症性面部丘疹[69]，头皮瘙痒和毛发痛等症状是典型的表现。

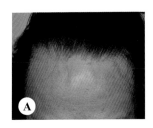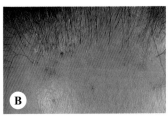

◀ 图 2-7　前额纤维化性脱发（A）；即使在放大倍数较低的情况下，也能明显看出疾病的急性活动性（B）

【诊断】 在新的发际线部位进行拉发试验，当试验结果为阳性时，表现出带鞘的生长期发根或休止期毛发。毛发镜检查最常见的征象是黄点（空毛囊），毛囊无开口，轻度的毛囊角化过度，毛囊周围红斑，以及存在"孤立的毛发"。

病理结果显示，炎性淋巴细胞浸润在中间毛和终毛的毛囊峡部和漏斗水平，呈苔藓样外观，毛囊周围有板层状纤维化，皮脂腺缺失。

【治疗】 在作者的经验中，糖皮质激素是 FFA 的首选治疗方法，主观评价和毛发镜下的表现（瘙痒、毛囊角化过度和红斑）均显示疾病有所缓解。随后可以用 5α- 还原酶抑制药或羟氯喹进行维持治疗。

3. 盘状红斑狼疮 盘状红斑狼疮（discoid lupus erythematosus，DLE）是一

种慢性光敏性瘢痕性皮肤病，其中头皮受累是最常见的症状表现。DLE 可发生在任何年龄段，但最常发生在 20—40 岁的人群中 [70]。

【临床表现】　头皮通常有一片或几片红斑，颜色范围从粉红色到鲜红色，伴有皮肤萎缩、毛囊口消失、毛囊角质栓和黏着性鳞屑（图 2-8）。

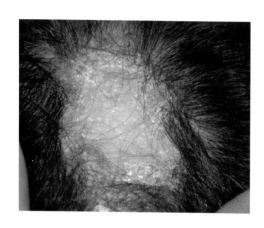

◀ 图 2-8　头皮盘状红斑狼疮（DLE）

【诊断】　皮肤镜的特征取决于皮损所处的不同阶段，即活动性皮损包括黄褐色斑点和红点，而长期的非活动性皮损表现为无毛囊开口、瘢痕性乳红色或白色脱发斑、无结构的白色和棕色区域，以及较粗的树枝状血管。

病理和直接免疫荧光均可证实诊断。DLE 的组织病理学特征包括发生基底细胞空泡性变的界面性皮炎，角化不良或凋亡的角质形成细胞、细胞样小体和色素失禁，表皮萎缩，伴有角化不全和毛囊性栓的正常角化过度，大量的淋巴细胞和少量浆细胞形成的炎性浸润分布在真皮浅层、深层血管，以及附属器结构周围，同时分散在间质中 [65]。如果结果为阳性，直接免疫荧光检查显示免疫球蛋白 G（IgG）、免疫球蛋白 M（IgM）和补体 C_3 在基底膜呈连续性颗粒状沉积。

【治疗】　DLE 头皮的治疗包括外涂防晒霜，使用糖皮质激素（根据疾病的不同阶段，选用皮损内注射/外用/系统应用糖皮质激素）及抗疟药。使用的药物剂量与治疗皮肤 DLE 的药物剂量相当。如果出现红点，表明有部分或完全再生的可能性 [71]。

4. 中央离心性瘢痕性脱发　中央离心性瘢痕性脱发（central centrifugal cicatricial alopecia，CCCA）是一种瘢痕性脱发，主要影响非洲女性 [72]，通常发生的年龄为 10—30 岁。患者可伴发瘙痒或疼痛。

【临床表现】 它开始于头皮的中心区域,并呈现出不断进展的对称性离心性的脱发方式。早期,中央头皮变薄;晚期,病变部位光亮平滑,毛囊明显消失(图 2-9)。

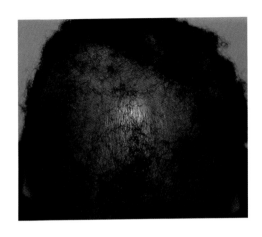

◀ 图 2-9 中央离心性瘢痕性脱发(CCCA)

【诊断】 CCCA 的毛发镜检查显示毛周有灰晕 / 白晕(这是一种具有特异性和灵敏性的征象)、蜂窝状色素沉着的网状结构、针尖状白点(大量白色的毛囊间斑点不规则分布)、毛干变化性的白色斑、毛囊周围红斑、同心性白色毛囊周围和毛囊间的头皮、断发、毛囊间色素沉着的星号样或星形棕色斑点[72]。与 CCCA 相关的组织病理学特征包括内毛根鞘(inner root sheath,IRS)过早剥离、毛囊周围纤维化的复合毛囊结构,以及带有纤维束中异物炎性反应的裸露毛干[73]。

【治疗】 首要的治疗包括建议患者避免或减少头发造型。糖皮质激素和米诺地尔联合使用通常作为一线治疗方案。

5. 脱发性棘状毛囊角化病 脱发性棘状毛囊角化病(keratosis follicularis spinulosa decalvans,KFSD)是一种罕见的 X 连锁遗传性角化疾病,以弥漫性毛囊过度角化,头发、眉毛和睫毛进行性瘢痕性脱落为特征,可伴有畏光、角膜和结膜炎症、营养不良、牙齿异常、鱼鳞病型干燥症、面部红斑、特应性皮炎、毛发异常和指甲营养不良[74]。该基因定位于 Xp21.2-p22.2[75]。

这种疾病主要影响男性,女性是携带者,症状较轻。

【临床表现】 通常 KFSD 开始于婴儿期,表现为面部、躯干和四肢出现毛囊角化丘疹。头皮随后会出现毛囊性红斑丘疹、非化脓性炎症、瘢痕性脱发和(或)萎缩性点状凹陷[类似于病变头皮区域可见的凹陷性瘢痕(图 2-10)]。

【诊断】 全身检查后，头皮活检是必不可少的，表现为毛囊角栓伴致密角化过度和肉芽增生（在缺损的区域），毛囊上段周围淋巴细胞浸润，同心性板层状纤维化、毛发肉芽肿和残存的留有瘢痕的毛囊束。急性皮损的显著特征是毛囊周围和毛囊内海绵样变和嗜中性粒细胞性脓疱形成[65]。

【治疗】 该疾病没有特效的治疗方法。然而，异维甲酸和氨苯砜等药物均已尝试进行治疗，也可以使用润肤剂、局部糖皮质激素和角质溶解剂进行缓解。在一些病例中，需要进行遗传咨询[76]。

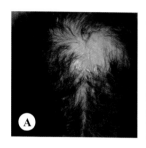
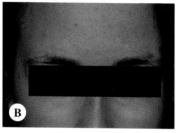

◀ 图 2-10 脱发性棘状毛囊角化病（KFSD）患者的头皮照片（A）和面部照片（B）

（二）中性粒细胞性

1. 脱发性毛囊炎 脱发性毛囊炎（folliculitis decalvans，FD）是以复发性毛囊性脓疱性病变和慢性病程为特征的脱发疾病。它也被称为簇状毛囊炎，因为这类疾病有一个共同的特征，即从一个毛囊开口长出 10～15 根毛发。它主要影响中青年男性。尽管金黄色葡萄球菌在发病机制中似乎起着重要作用，但其病因尚不完全明确。男性比女性受影响更大。

【临床表现】 FD 累及头皮的头顶部和枕部，通常始于头顶的一个脱发斑片，带有脓疱、结痂和簇状发，这些都是该病的特征，同时可伴疼痛、出血或灼热感[77]。

【诊断】 FD 的毛发镜特征根据疾病的炎症活动而变化，通常可以观察到簇状发、毛囊周围红斑、毛囊周围出血、毛囊脓疱、黄色管状鳞屑和黄色结痂[78]。在大多数情况下，诊断是通过毛发镜检查确认，但在可疑的情况下，可以对活动性病变进行活组织检查。

该疾病特征性的组织学表现为毛囊角栓及毛囊内或毛囊周围中性粒细胞浸润，毛囊破裂伴有毛囊周围淋巴细胞、组织细胞和浆细胞聚集，中性粒细胞脓肿，纤维束。FD 的主要特征是晚期浆细胞的存在，早期形成的浅表楔形瘢痕失去弹力纤维染色，革兰染色金黄色葡萄球菌阳性[65]。

【治疗】 利福平（300mg/ 次，每日 2 次，持续 10～12 周）被认为是最好的抗葡萄球菌药物，其与克林霉素（300mg/ 次，每日 2 次）联合使用，可以避免快速耐药性。该病常见复发，可能需要服用小剂量抗生素。口服疗法可以与外用抗生素相结合，如 2% 莫匹罗星、1% 克林霉素或 1.5% 夫西地酸。局部、皮损内注射或系统应用糖皮质激素可以帮助减轻炎症和疼痛。口服异维甲酸也有疗效[79]。据报道，使用阿达木单抗（adalimumab）生物制剂疗法也能够成功治疗[80]。

2. 穿掘性蜂窝织炎　穿掘性蜂窝织炎（dissecting cellulitis，DC）是一种罕见的头皮慢性疾病，它与化脓性汗腺炎（hidradenitis suppurativa，HS）、聚合性痤疮（acne conglobate，AC）和藏毛囊肿（pilonidal cyst）一起形成毛囊闭锁四联征[81]。它通常出现在 18—40 岁的男性。穿掘性蜂窝织炎的发病机制目前尚不明确，尽管它被认为是毛囊皮脂单位闭塞、毛囊破裂和炎性级联反应的结果。

【临床表现】 DC 表现为毛囊周围脓疱、结节、脓肿和窦道，导致瘢痕性脱发。在早期，典型的头皮病变是毛囊周围脓疱、结节和脓肿排出浆液脓性物质。这些充满脓性物质的结节可出现剧烈疼痛，有波动感，在晚期病例中相互聚集，显示“脑状”外观，伴有严重的红斑和水肿。此外，瘘管形成非常多见，伴有增生性瘢痕或瘢痕疙瘩形成（图 2-11）。

【诊断】 DC 的毛发镜检查结果没有特异性，包括破溃的单个或多个黄色脓

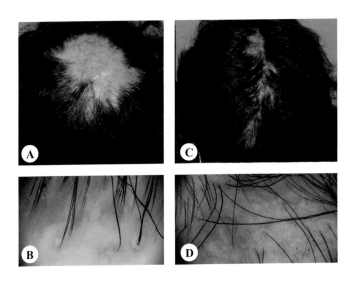

◀图 2-11　脱发性毛囊炎的临床照片（A）和毛发镜图像（B），头皮穿掘性蜂窝织炎的临床照片（C）和毛发镜图像（D）

疱、淡黄色的管状鳞屑、结痂和典型的火焰状扩张血管。

在疾病的早期，毛发镜下可见非瘢痕性脱发的特征，即主要可见黄色的无结构区域，营养不良的毛干上具有"3D"结构的黄色圆点。窦道和针尖样血管也存在 [81]。

在后期，可见融合的乳白色区域，无毛囊开口，DC 与其他来源的瘢痕性脱发无法区分 [82]。

病理显示急性期炎性细胞主要是淋巴细胞而不是中性粒细胞，中性粒细胞聚集在受损的毛囊上皮细胞周围。

Rossi 等 [82] 指出，可以检测到毛囊漏斗部的痤疮样扩张，伴随着毛囊周围的中性粒细胞和淋巴浆细胞浸润。炎症过程涉及真皮的下部和皮下交界处，包括毛囊终端的下部。这些毛囊进入毛发周期的退化期 / 休止期，这可以解释疾病中出现的脱发现象。

在有结节和瘘管的严重病例中，可观察到大的毛囊周围和深部真皮脓肿，伴有中性粒细胞和浆细胞。

【治疗】 DC 的治疗是困难的，而且目前没有用药标准。应该提醒患者这种疾病通常是难治性的。一线治疗方法是口服异维甲酸 0.5～1mg/(kg·d)，3 个月至 1 年为一个疗程。二线治疗包括口服抗生素，如克林霉素和利福平。三线治疗包括小剂量口服糖皮质激素、二氧化碳激光、激光脱毛、放疗脱毛（证据等级 C 级）[30]，包括 800nm 脉冲半导体激光、Nd:YAG 1064nm 和 694nm 长脉冲红宝石激光。据报道阿达木单抗对 DC 也有疗效 [83-85]。

（三）混合性

头皮糜烂性脓疱性皮炎 头皮糜烂性脓疱性皮炎（erosive pustular dermatitis of the scalp，EPDS）是一种罕见的炎症性疾病，其特征是一个或多个区域的脱发伴有糜烂、厚厚的黄褐色结痂、浅表溃疡和脓疱 [86]。EPDS 最常发生在 60—70 岁的老年人中，他们通常有严重的秃顶和日照损伤的头皮，并有头皮外伤史 [87]。

EPDS 的病理机制尚不完全清楚，它可能与创伤性事件有关，但也有学者基于本病可能与自身免疫性疾病相关，提出自身免疫性发病机制 [88,89]。

【临床表现】 典型的临床表现为病变通常位于头皮顶部，在萎缩性皮肤上出现无菌脓疱、浅表糜烂和圆形或椭圆形结痂病变。

毛发镜检查显示毛囊角栓、乳红色区域、白色斑片、毛干弯曲、毛发变细、没有毛囊开口（在瘢痕性脱发中很常见）。通过毛发镜检查，可以将 EPDS 分为两个不同的阶段，即活动期和慢性期。EPDS 最特殊的特征是通过萎缩的皮肤可见生长期毛球[90]（图 2-12）。毛发镜检查的另一个重要方面是存在明显的毛细血管扩张，特别是在痂皮脱落后。

【治疗】 目前还没有确定的治疗建议，但为了促进上皮再生，目前最常用的是局部和系统使用糖皮质激素，这也是目前的一线治疗方法[87, 91-93]。

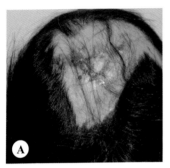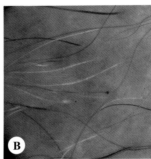

◀ 图 2-12　严重的头皮糜烂性脓疱性皮炎（EPDS）临床照片（A），毛发镜下可见生长期毛球（B）

第3章 毛发疾病影像
Photography in Hair Diseases

Adriana Rakowska 著

张 颖 译

一、概述

在脱发患者管理中，重要的问题是监测其治疗效果。不可否认的是，患者的自我评估不全面且不客观 [1]。

拍摄是正确管理脱发患者的主要工具。在理想情况下，我们应该拍摄多张且覆盖头皮的所有区域。然而，在毛发疾病领域，拍摄仍具有挑战性。为了帮助皮肤科医生处理好这个问题，我们应提出标准的方案，包括如何在患者特定位置、使用标准的照明、在标准的相机设置和背景下拍摄 [2]。

二、技术建议

我们不应将光源放在患者身后，光源的正确位置应位于患者前方且略高于患者。光源应该是恒定的，并且在所有的检查中都是相同的。用内置的相机闪光灯和顶灯对准通常会使被检查的头皮区域变白，并产生强烈的反射 [2]。要记住，在使用智能手机给患者拍摄时，也会出现此问题。

通过使用带有"双闪光"系统（双点光源）的相机，可以实现拍摄毛发疾病最佳的视觉效果，该系统可以创建平衡的照明，并增强深度和纹理。此外，还可以使用两个柔光灯盒来平衡反射 [2]。

如果背景在医学拍摄中是可见的，则背景应始终相同。最好的背景是纯浅蓝色或绿色的无反射表面，如用亚麻布作为背景（图 3-1 至图 3-3）[2]。

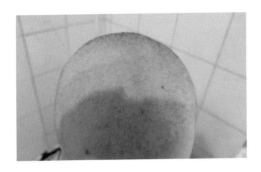

◀ 图 3-1　1 例拔毛癖患者的临床照片
明显的技术错误包括患者焦点模糊，拍照者的影子留在照片上，背景中可见医生办公室的装修元素

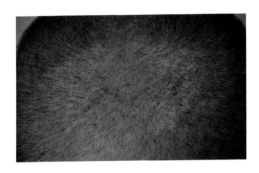

◀ 图 3-2　先天性毛发异常（Clauston 综合征）患者的特写照片
它不能反映脱发区的范围和头皮的整体外观

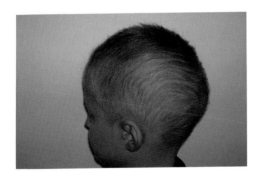

◀ 图 3-3　先天性稀发症患者的照片
它提供了毛发和头皮覆盖的整体外观的信息

三、患者体位

如果仅有一片或几片脱发斑片病变［如盘状红斑狼疮（discoid lupus erythematosus，DLE）、斑秃（alopecia areata，AA）、毛发扁平苔藓（lichen planopilaris，LPP）等］（图 3-4），则必须以双线方式进行医学拍摄。首先，应隔大约 1m 的距离拍摄一张照片，显示病变部位（至少有一个解剖区域，如耳朵或眉毛）和病变范围。下一步是对病变进行大体拍摄。这时需要撩开周边的毛发以免遮挡

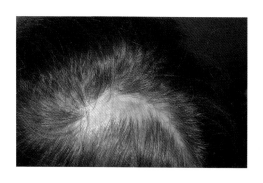

◀ 图 3–4　脱发斑片（被诊断为色素失禁症的瘢痕性脱发患者）
没有拍摄病变延伸部位的情况

脱发斑片区域。此外，病变部位应位于中心。助手还可以手持一个标尺记录病变的大小 [2]。

　　假性斑秃出现在许多斑片状脱发病变的病例中（图 3–5）。理想情况是患者为短发，如果患者不是短发，则应使用一系列照片记录额部、顶部、枕部和两

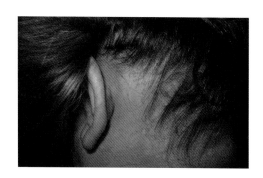

◀ 图 3–5　左枕部斑片状脱发（假性斑秃）
患者的耳朵在照片中也是可见的，因此病变范围很容易评估

侧颞部，进行标准拍摄。

　　对于前额纤维化性脱发，我们的做法是采集一张包含额部发际线、眉毛和鼻梁的照片（图 3–6）[3]，并且应拍摄其他照片以暴露颞部的发际线（带有特定解剖部位的剖面图，如耳朵或鼻子），在某些情况下，应暴露后枕部。

雄激素性秃发患者的全局拍摄系统

　　全局照片的配对比较，是对雄激素性秃发（androgenetic alopecia，AGA）的治疗及其是否具有长期有效性较精确的评估手段之一。

　　对于 AGA 患者来说，最好的医学拍摄是使用立体定向定位装置。固定好患者的前额和下巴，安装好摄影头和闪光灯。这一装置在连续检查时，能提供一

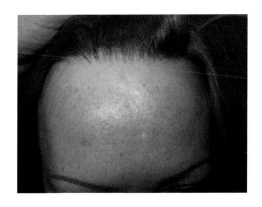

◀ 图 3-6　被诊断为前额纤维化性脱发患者
由于照片可见患者眉毛，所以很容易监测疾病的进展

致的视图、放大倍数和照明[4-6]。

　　AGA 或弥漫性脱发患者的完整拍摄记录由四个标准视图（顶部、中线、额部和颞部）拍摄的图像组成。然而，临床上大多数 AGA 只使用标准化的顶部和额部视图[4-6]。

　　下一个方面是，应确保在所有拍摄中，患者的毛发颜色相同和分型具有可重复性，且应干净干燥。

　　标准化方案建议，为了获得中线部分的最佳视图，应将患者的头发从中间梳理分开，以评估部分宽度和通过头发观察头皮的容易程度（图 3-7）。如果要获得顶部的合适照片，应将头发从头顶梳理开。对前额发际线和颞部拍摄时，应将头发向后梳理[4-6]。

　　在拍摄顶部的照片时，如果不能使用立体定向设备，应指引患者向后倾斜，头部看向天花板。在对前中部头皮进行拍摄时，应指导患者交叉手指，双手平

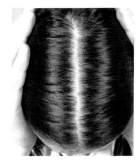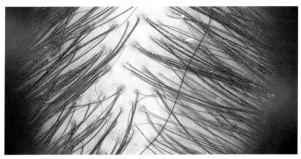

▲ 图 3-7　正确的患者定位
将头发从中间梳理分开，以评估部分宽度。在该位置拍摄的毛发镜图像显示毛干和毛囊单位排列的信息比图 3-8 中的毛发镜图像中显示的信息要少

放在桌面上。手应该用一块布遮住，以消除它对照片的干扰。此外，还应指导患者把脸放在手上。为了拍摄前额发际线，我们应指导患者将下巴置于拇指和示指之间。为了拍摄颞部，患者应与摄影机拍摄角度成 45°[2]。

正确的图像使得医生能够对全局照片进行配对比较，并监测患者的病情变化。在临床试验中，一般使用 7 点量表进行研究者总体评估（investigator's global assessment，IGA）（−3 = 显著下降，−2 = 中度下降，−1 = 略下降，0 = 无变化，1 = 略上升，2 = 中度上升，3 = 显著上升），这可以很容易地被纳入临床实践中 [7–9]。

四、计算机辅助评估毛发密度的方法

这项技术涉及头皮影像的数字化。较深的灰色阴影表示毛发，较浅的灰色阴影表示头皮。每个变量的比例由软件计算。

它目前用于评估斑秃患者接受治疗后的效果，在未来将很容易被应用于其他毛发疾病 [10]。

五、毛发镜：如何获得完美的图像

近年来，皮肤成像技术有了很大的进展。皮肤镜检查和视频皮肤镜检查在皮肤科临床中得到了广泛应用。毛发镜是一种基于毛发和头皮表观的显微镜毛发图像分析方法。该方法可以在高放大倍镜下对毛干进行图像采集。毛发镜可观察到的结构包括毛干、毛囊开口、毛囊周围表皮和皮肤微血管。大量研究表明，毛发镜检查不仅可用于辅助诊断，还可用于监测几种疾病（如雄激素性秃发、斑秃、DLE 等）的治疗效果 [11–14]。毛发镜图像也用于远程医疗，为此，我们应该正确拍摄毛发镜图像。

在斑片状脱发中，毛发镜图像应取自病变的中心部位、毛发边缘和靠近病变的部位。为了更好地显示鳞屑，应首先进行"干毛发镜检查"。

对于雄激素性秃发，标准的毛发镜检查方案应采集来自额区和后枕区的图像（图像应摄于中线，发际线外 2cm 处）[14]。必须注意的是，在使用浸泡液的毛发镜检查中，灰色的毛发会变得半透明。为避免误诊，对于白发患者，应使用"干"毛发镜检查。为避免伪影，应至少在检查前 2 周进行染发。一些基于个人经验的技术建议，也可能有助于提高毛发镜图像质量。关于检查时患者定位，其毛发应平行于发际线分开，与毛发生长的方向相反。此外，毛发镜图像应根据毛发分为上下两部分（图3-8）。上面的部分应该是整个毛发镜图像的2/3。这样的设置可以更好地显示毛干和毛发单位的排列，使得只有毛囊孔可见的发干才能被进行评估。此外，应避免在毛发镜图像中出现其他部位的毛干。

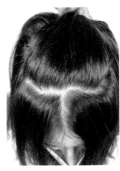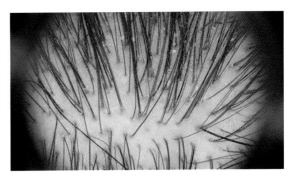

▲ 图3-8　为了获得最佳的毛发镜图像，毛发应平行于发际线分开，与毛发生长的方向相反，毛发镜图像应根据毛发分为上下两部分。上面的部分应该是整个毛发镜图像的 2/3，这样的设置可以更好地显示毛干和毛发单位的排列

六、总结

临床影像和毛发镜图像是临床检测毛发及其动态变化的主要工具。然而，为了监测毛发疾病的治疗效果，标准化的拍摄方案是必要的。

第4章 拉发试验和毛发图像分析
Pull Test and Trichogram

Cristina Serrano Falcon　Nelly Espinoza　Daniela Guzman　**著**

张付贺　顾惠箐　范　晴　**译**

由于存在各种原因，因此在毛发疾病诊疗中需要进行相关检查。对于毛发相关咨询在我们的日常工作中已经十分普遍。据统计，在所有皮肤科咨询的问题中，脱发问题约占 17.5%，高于医美、痤疮或儿童皮肤病，它们仅占全部咨询的 12.1%[1]。另外，有毛发问题的患者更加需要专业医生的关注。因为他们通常十分担心自己的问题，并且已经前往过专业或非专业诊疗中心。

毛发的检测方法可以分为以下 3 类，具体如下。

1. 无创检查：病史、一般检查、毛发的视诊和触诊，以及头皮拍摄和毛发镜。

2. 半有创检查：毛发图像分析。

3. 有创检查：病理活检[2]。

在本章中，我们将讨论在毛发咨询诊断中的常用方法，其中毛发图像分析在诊断不同类型的脱发和毛发发育异常中起着极其重要的作用。

一、病史

病史必须始于经典的希波克拉底的提问，即"我们的患者怎么了？是从什么时候开始的？诱因是什么？"

关于第一个问题，即"我们的患者怎么了？"我们将确定毛发问题是由于毛发过多（多毛症或女性多毛症），还是由于毛发过少（脱发、少毛或无毛），或其形状及生长变化（毛发营养不良）。关于第二个问题，即"什么时候开始的？"我们可以将疾病归类为以下几点，包括由于内在因素导致的先天性疾病，如出生即有的；由于外部因素导致的病，如后天形成的。"你觉得是因为什么？""我认为是因为什么？""我认为与什么有关？"及这三个问题的答案，在大多数情况下都可以引导我们发现大部分的病因。

我们对了解疾病的自然发展过程很感兴趣，如它是如何开始及如何演变的，以前是否接受过治疗，以及是谁治疗的。与此同时，我们要关注患者对自己病情的了解、关注，以及积极治疗的程度。

病史中应包括患者的美发护发信息。不恰当、激进、过量的使用化学产品（化妆品）会改变毛发的质量和外观，导致获得性毛发营养不良，如泡沫状发。

在问卷中，我们询问了脱发的家族史，这对雄激素性秃发（androge-netic alopecia，AGA）尤为重要，其发病机制已证实为多基因遗传，而毛发营养不良是否存在显性和隐性遗传模式仍然存疑。此外，自身免疫性疾病的家族史和个人史也是十分重要的，因为其与斑秃、前额纤维化性脱发和头皮穿掘性毛囊炎相关。药物的使用可能是加重或诱发某些脱发的原因，也是休止期和生长期脱发的常见病因。我们应该排除铁代谢紊乱（尤其是育龄女性）、甲状腺疾病、低热量和低蛋白饮食、妊娠、月经紊乱、肿瘤性疾病和化疗等。

（一）一般检查

对休止期脱发有必要探寻系统性疾病的征兆，如贫血、甲状腺疾病和情绪紧张等常见的病因。

女性型脱发与其他雄激素依赖性的症状相关。在全身水平雄激素化的症状可以总结为"3M"（triple M），以及在毛囊皮脂腺单位水平，被界定为 SAHA 综合征。

（二）3M

- 月经不规律（irregular Menses）：2 年内月经周期 < 21 天或 > 35 天，或闭经 3 个月以上。
- 体重指数增加（increased body Mass index）： > 25kg/m^2。
- 男性化的体征（signs of Masculinization）：肌肉量增加、生殖器增大、声调变化。

（三）SAHA 综合征

- 皮脂溢出（Seborrhea）。
- 痤疮（Acne）。
- 多毛（Hirsutism）。
- 雄激素性秃发（Androgenetic Alopecia）。

二、毛发检查

毛发检查方法可以分为有创（如活检）检查，半有创（如毛发图像分析、单位面积毛发图像分析）检查，或者无创（如视诊、触诊、毛发计数、毛发摄像、电子显微镜、激光扫描显微镜、皮肤镜）检查[3, 4]。毛发检查的评估顺序如下。

1. 视诊：毛发颜色、脱发模式、毛发密度。

2. 触诊：Jaquet 征、Sabouraud 征、拉发试验。

3. 由检测仪器获得的临床体征：毛发计数、毛细血管窗、数码影像、皮脂测量（皮脂定量）。

4. 毛发镜。

5. 毛发图像分析。

6. 活检：在毛发学中，用于诊断一些特殊的病例，以除外瘢痕性脱发。

三、毛发视诊

（一）毛发颜色

毛发的颜色通常对疾病而言无关紧要。毛发颜色越深说明毛发皮质中的真黑素颗粒越多，如果颜色主要是红色，则表明嗜铬黑素颗粒较多。这些提供了有关患者影响的信息。获得性颜色改变可能是毛囊炎症所导致，如斑秃患者常常会再次长出白色的细小毛发。导致毛发颜色改变的其他原因包括物理治疗（电离辐射、放射治疗）、使用化妆品、情绪危机（如斑秃患者突然出现毛发变白）[5]。

（二）脱发模式

脱发根据临床表现可以分为弥漫性、局限性及局部性脱发。

雄激素性秃发是一种弥漫性和进行性的脱发。在男性模式中，脱发开始于前额发际线向后退缩及头顶脱发，并一直发展到两个区域合并。此类脱发可以被分类为 Hamilton-Norwood 分级的 7 个阶段，或 Ebling 分级的 5 个阶段。在女性模式中，会出现中心区弥漫性和进行性脱发，前额发际线正常。对此类脱发我们使用 Ludwing 分级（3 级）和 Sinclair 分级（5 级）[6]。Olsen 分型描述的是中心区弥漫性及头顶三角区域的脱发 [7, 8]。

休止期和生长期的脱发是突发性和弥漫性的脱发，多数情况下与系统原因有关。生长期脱发是外部诱发因素触发后的即刻脱发，而休止期脱发常发生于外部损伤毛囊后的 2.5～4 个月。在这两种情况下，在顶叶和颞叶区域有相对明显的脱发表现。

对于仅局限于特定区域的脱发，必须与斑秃、头癣、拔毛癣或瘢痕性脱发进行鉴别诊断。

在斑秃中，脱发区域常出现黑点征、断发，以及显示病情活动和进展的斑驳状毛发，或显示毛发重新生长的细发。在头癣皮损中可以发现表面鳞屑和卷曲的毛发，呈离心性和进行性生长。在拔毛癣中，脱发区域通常有不同长度的断短发或拔掉的毛发，尽管症状明显，但患者通常不予关注。在瘢痕性脱发中，皮肤光滑有光泽，并且无毛囊可见。

在边缘型脱发的鉴别诊断中包括牵拉性脱发、先天性三角型脱发、匍行型及马蹄形斑秃，以及前额纤维化性脱发。

牵拉性脱发由后天因素导致，更常影响顶部，这与先天性三角型脱发有区别。马蹄型斑秃是沿额、顶、颞发际处分布，沿颞枕发际线分布的是匍行型斑秃。对于前额纤维化性脱发，虽然最初描述在额顶发际线分布，但也有一些病例描述其延伸到颞枕部边缘。

（三）毛发密度

毛发的总密度取决于每根毛发的直径和每个人的毛发数量。欧洲人的直径为 57～90μm，亚洲人的直径可达 120μm。毛发的数量会根据年龄而变化。平均而言，在儿童期有 1100 个毛囊 /cm²，25 岁时有 600 个毛囊 /cm²，30—50 岁时下降到 300 个毛囊 /cm^2，这证明了随着年龄增长，生理性的脱发是合理有据的。

四、触诊

（一）折叠征或 Jaquet 征

用两个手指在头皮区域进行打褶，如容易被褶起则为阳性，表明部分、许多或全部毛囊没有毛发生长（如斑秃），毛发变得细小（如雄激素性秃发），或没有毛囊（如瘢痕性脱发）。

（二）Saboureaud 征

通过逐步用外力牵拉一绺毛发，来评估在轻微牵拉头皮后毛发脱落的数量。该试验主要用于检测毛发对牵引的阻力。毛发容易断为阳性，如毛发营养不良和外部因素的影响。

（三）拉发试验

拉发试验是通过牵拉一绺（20～50 根）毛发来完成，若有大量的毛发脱落则视为阳性。如果患者在检查前清洗过毛发，则本试验几乎不存在价值，因为那些将要脱落的毛发会随着洗发而掉落。拉发试验在生长期和休止期脱发中均呈强阳性，在斑秃、雄激素性秃发和某些炎症性脱发中呈弱阳性，可以通过毛发近端显微镜观察进行鉴别诊断。

然而，在最近发表的一项研究中，通过对 181 例受试者在洗发梳头后进行了拉发试验来讨论洗发梳头对该测试的影响。在本次测试中平均毛发数量为 0.44 根，梳头或洗发没有显著差异，在白种人、黄种人和黑种人间数值亦相似。此外，在服用影响脱发药物的受试者和不同发型受试者间的数值也没有显著差异。最后的结论认为，若在拉发试验中出现 2～3 根以上的掉发即为阳性，也无须在试验前禁止洗发或梳头[9]。

五、由检测仪器获得的临床体征

（一）毛细血管窗

在头顶区域，用穿孔尺和精细剪刀或剃刀尽可能靠近头皮剃 $1cm^2$ 左右的毛发。1 周后测量毛发长度，正常生长速度为每周 2.5mm（正常生长速度为每月 1cm）。该方法用于评估毛发生长，最重要的是，可以让患者直观地观察到他们毛发生长的情况。如果患者常规使用染发剂，可以直接检测毛发颜色变化的程度，代替此检查。

（二）洗发试验和毛发计数

在这项试验中，女性保持 5 天不洗发，然后使用水盆接水洗发，倒水时用纱布盖住排水口，收集所有留在水盆中和纱布上的毛发进行检测[3, 4]。计数毛发数量，并将长度分为 <3cm 和 >5cm。这是鉴别休止期脱发和女性型脱发的一项重要检测手段。这项检测依靠的理论基础是正常毛发每月生长 1cm。

如果毛发以 <3cm 为主且超过 200 根，应考虑诊断慢性休止期脱发。在这种情况下，生长期较短，毛发进入休止期。如果 <3cm 的毛发是细小的且超过 10%，则可能诊断为雄激素性秃发，因为 AGA 患者毛发逐渐变细小，受影响的毛发生长期进行性缩短，使毛发更短且更细小。当毛发长度 >5cm 占多数时，需考虑诊断急性休止期脱发。

"改良洗发试验"表明，在女性雄激素性秃发（female androgenetic alopecia，FAGA）中，58.9% 的毛发是毳毛，而在慢性休止期脱发中，只有 3.5% 的毛发是毳毛[10]。

（三）数码拍摄

在毛发学中，必须采用与皮肤拍摄相同的标准。光线是特别重要的，因为相同的图像在明亮的光线下可能会拍出较少的毛发，而较暗的图像会增加毛发密度。因此图像必须始终在相同的光照和距离条件下拍摄，以及保持相同的姿势和毛发长度，才能客观评价病情[11]。

（四）皮脂测定：皮脂含量测量仪

皮脂样品需在一种特殊的胶带上收集，其透明度随收集的皮脂量而变化，并需进行光度分析。检测的数字范围从 1～100，数字与皮脂量有关，这在首次就诊及后续随访中都是一种客观有用的测量方法。

六、毛发镜

毛发镜是在皮肤镜检查基础上的一种补充方法，包括用皮肤镜观察头皮表面和毛干，用以鉴别不同类型的脱发和可能影响头皮的病症 [12, 13]。

七、毛发图像分析

第一个参考资料来自 1964 年 [14, 15]。

毛发图像分析是一种微创、简单、经济、快速的检测技术，用于检测毛囊的活性，包括在光学显微镜下对拔毛区获得的毛发进行观察，以及提供毛发近端或毛发根部、毛干、远端或尖端的信息。这有助于对患者病情的研究，可以用于建立诊断和评估治疗效果（图 4-1）。

值得注意的是，毛发图像分析只是在毛囊检查时瞬间拍摄，对于同一患者，

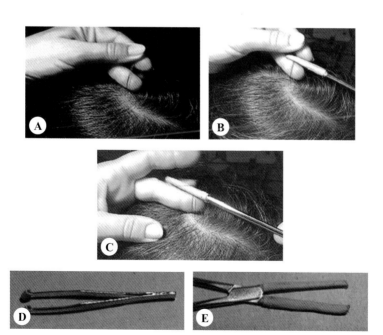

▲ 图 4-1　毛发图像分析：取样和准备工具

如果他们在取样前洗发或牵拉毛发，结果可能会随着检查区域的不同而不同。此外，结果也有季节性变化[16]。

（一）取样和准备

1. 对于近端的观察，首先要选择评估的区域。对于男性型脱发，应选择中央顶部区域，如果为第二次取样，则应取自颞区或枕区。对于女性型脱发，应从中央和顶端区域提取。对于休止期脱发，需从中央顶部区域取样，而对于瘢痕性脱发，需从脱发进展区中取样。

取样时用 Kocher 保护夹取 15～20 根毛发。研究者需将夹子放置在距头皮 1～2cm 的位置，并迅速沿毛发生长的方向拉动。如果牵引不迅速，则只能获得磨损、切割的残根或伪营养不良的毛发图像（图 4-2）。

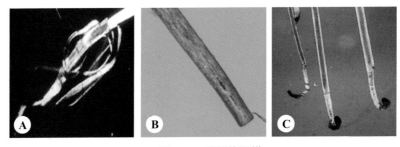

▲ 图 4-2　错误的取样

偏振光光学显微镜观察。A. 磨损的膜（40×）；B. 切割近端发（40×）；C. 营养不良的毛发外观（10×）

如果患者是短发，可以使用有保护的眉毛镊，并且使用温和的牵引力，避免在压力下折断和（或）改变发干的特征。为了提高眉毛镊防护作用，可以用泌尿外科的橡胶探头，以氰基丙烯酸酯固定在镊齿上。

在取得毛发后，应做好准备在光学显微镜下观察。观察前需将它们排列整齐，根部对齐在同一高度，尽量不与毛发交叉，然后放在载玻片上，并用透明胶纸覆盖。这是最简单的观察方法，然而，获得的图像可能会出现一些气泡和黑点，可认为是胶带造成的干扰。为了避免这些视觉障碍，将毛发放置在载玻片上时，要滴上组织病理学中最常用的固定液以覆盖。盖上盖玻片后，优选选用偏振光进行观察，以易获得更清晰、更清洁的图像。

2. 毛干观察最常见的是在进行上述方法后，在同一时间观察近端和毛干部。

在毛发营养不良的情况下，有必要更准确地分析毛干。在接近头皮水平的情况下用剪刀剪掉，不用拉直接放在较长的发夹上。

3. 对于远端观察，如果是长发，必须剪到靠近远端的位置，并按上述相同方式放在夹子上。如前所述，如果是短发，则必须使用眉毛镊收集样本。

（二）样本观察

一般用 4× 物镜观察分析样品，如果需要更详细的细节，将其调至 10× 或 40×。通过在光学显微镜中添加由两个偏振器组成的偏振光系统来提高图像质量，一个偏振器位于聚光器和样品之间，另一个位于样品和观察者之间。

1. 近端观察　通过近端观察，我们可以区分毛发是处于生长期、退行期还是休止期（表 4-1 和图 4-3），并能区分是正常的毛发还是营养不良的毛发。

表 4-1　近端观察：生长期、休止期和营养不良的毛发特征

生长期	休止期	营养不良毛发
更长	较短	
直径均匀 形状规则	根粗：形状粗糙	直径递减 形状不规则
颜色深 存在毛鞘和膜	颜色浅 膜局限于远端或无膜	上皮毛鞘缺失
轻微远端夹角（<20°）	无倾斜角度	远端夹角>20°

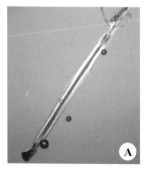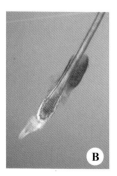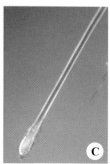

▲ 图 4-3　近端观察

A. 生长期毛发；B. 退行期；C. 和表 4-2 对应的休止期偏振光光学显微镜图像（40×）

(1) 在毛发生长期，毛干较长，直径均匀，呈矩形，远端有轻微的夹角。毛球部的色素沉着非常深，并且有毛鞘和膜。

(2) 在休止期，毛干较短，在毛发图像分析中，毛干出现在毛根的上方，根部粗大，呈棒状，没有远端倾斜角度。色素较浅或不存在，毛鞘仅局限于最远端区域或不存在。

(3) 退行期毛发很难看到，因为它们占总数的百分比极低。

(4) 生长期：休止期值因个体而异，主要取决于年龄和性别。儿童生长期的比例最高（95% 生长期 vs. 5% 休止期），随着年龄的增长出现生长期比例下降，女性为 86%（11% 休止期）男性为 83%（15% 休止期）。

(5) 在正常的毛发图像分析中，生长期占毛发平均值的 89%，退行期占 1%，休止期为 10%。如果有 > 20% 的毛发处于休止期，则可诊断为休止期脱发。

(6) 营养不良毛发是指毛发近端直径减小、轮廓畸形、无上皮鞘和角度 > 20° 的毛发。我们经常会在雄激素性秃发中看到这些毛发，或者是取样不当所造成。

(7) 有时，在脂溢性皮炎、银屑病或毛囊炎的情况下，可以在毛发的近端观察到角化物质。另一个常见现象是在蠕形螨病中可见毛囊蠕形螨与毛根接触，虽然大多数情况可以通过浅层皮肤活检来诊断。

(8) 毛干观察：检查毛干的均一性和沉积物是必要的。

① 均一性：正常毛发的整体长度和样本中不同毛发之间的外观和结构必须一致（图 4-4）。

② 同一毛干的均一性。毛发发育不良被定义为毛干畸形。虽然扫描电子显微镜是诊断它的首选方法，但毛发图像分析也是有用的[17]。

(9) 念珠状发（卷发）：缩窄和结节状的毛发规律交替，有特征性的串珠样外观。

(10) 假性念珠状发：圆形毛发，有不规则和零星的圆形结节。没有观察到毛干缩窄变细。

(11) 扭曲发：具有不规则角度扭转的毛发。

(12) 套叠性脆发症（竹节样发）：近端高脚杯样的球状畸形。

(13) 毛发低硫营养不良：部分毛发低硫营养不良、扁平、卷曲、有典型的纵裂（横裂和网状），表面不规则，波纹样的外观。

(14) 结毛症：毛干中有结，可以为单一、双个、捆绑或更复杂的外观。

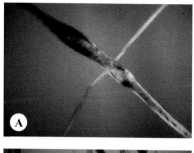

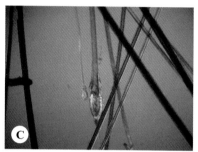

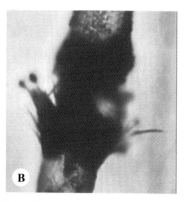

▲ 图 4-4 毛干观察：均一性

A. 假性念珠状发；B. 斑秃中的结节性脆发症；C. 雄激素性秃发中毛干（短毛和细毛）的差异

(15) 结节性脆发症：毛发上见"珠子"。结节两侧可见裂开的毛干。如果它最终断裂，两端仍保持笔刷状头对头排列。

(16) 气泡发：短的断发，表面呈脊状，里面类似气泡样。

(17) 生长期毛发松动：来自扭曲的生长期根部的毛发，有近端表面偏转。在毛干中，毛发纵向裂如毛小管一样常见[18]。

(18) 响铃状发（环纹发）：亮带和暗带的规则交替。

(19) 羊毛状发：卷曲而稀疏的毛发形成缠结。

(20) 蓬乱发（沟状发）：沿毛干形成沟状结构。

(21) 由于受到免疫系统攻击，斑秃患者毛发的生长期突然中断，而后又转为正常生长。这一现象引起正常毛干直径交替扩张，有时非常明显，导致毛发横向折断。在毛发显微镜中，可观察到假性念珠状发和（或）裂发症。

① 毛干的一致性：在正常情况下，样本的所有毛发都应该有类似的直径。当有不同直径的毛发时，我们要怀疑是否为雄激素性秃发。在雄激素性秃发中，毛发生长期逐渐缩短，因此毛发进入休止期的次数会更多，脱落的次数也会更多，而且会越来越短。除长度外，其直径也变得更小。随着脱发向 Ludwing 期

进展，毛干的这种差异更大[19]。

② 在牵拉性脱发中 100% 可以看到毛干直径的多样性或毛发不均一性（毛发镜观察而不是毛发显微镜）[20]。

③ 外部受损现象：在美发或强烈的阳光暴露后，经常见到毛发表皮受损。扫描电子显微镜是诊断的首选方法。

④ 沉积物：在脂溢性皮炎、银屑病或美发等情况下，经常见到干燥的头皮鳞屑附着在毛干上，看起来像一个拥抱毛干的鞘（"鞘毛或腋下鞘"）。在外用米诺地尔局部治疗的患者中，由于药物吸收较差使其仍处于悬浮状态，因此在毛干和头皮上留下细小颗粒。此外，在头虱病中还可以看到幼虱或虱子（图 4-5）。

2. 远端观察　为了观察毛发远端，最好用剪刀剪掉毛发以收集样本；如果是用眉毛镊夹取，必须保护好眉毛，并施加温柔的牵引力，以防止图像被改变。

远端观察有以下 3 种可能性（图 4-6），具体如下。

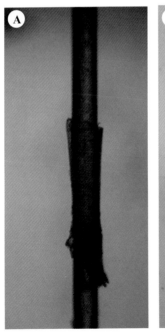 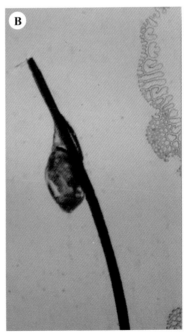

▲ 图 4-5　毛干观察：沉积物

A. 有鞘的毛发；B. 头虱病；光学显微镜（40×）

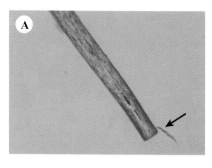
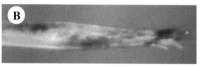

▲ 图 4-6　远端观察

A. 毛刷（斑秃）；B. 切割发（拔毛癖）；偏振光光学显微镜（10× 至 40×）

(1) 尖端：长势良好且从未剪过的毛发末端变细。

(2) 毛刷：由于毛小管脆性增加引起毛发发育不良，从而导致毛干折断（裂发），斑秃或美发也可发生毛发发育不良（如念珠状发）。受损的远端呈毛刷状。

(3) 整齐切割：远端切割成整齐的直线。通常见于剪掉的毛发，或作为一种美发程序，也发生于拔毛癖的患者。

八、毛发图像分析的脱发模式

（一）雄激素性秃发

雄激素性秃发（Androgenetic Alopecia，AGA）的特征是休止期毛发增多，出现一些营养不良的毛发，毛干之间缺乏均一性，直径不同（表 4-2 和图 4-7）。

如今，毛发镜在女性雄激素性秃发的诊断中已越来越重要，特别是在早期诊断中，无论毛干直径的如何，都能准确地被诊断出来[21]。

（二）斑秃

对斑秃（alopecia Areata）毛发的研究（样本是用眉毛镊温柔牵拉收集的）显示，毛干拉长与正常毛干直径交替，远端毛刷状是由于断裂摩擦造成的（图 4-6A）。

毛发图像分析已视为斑秃的一种预后工具。当毛发图像分析显示毛发表皮正常时，80% 的患者在 1 年后重新生长，而当毛发图像分析显示异常时，62.5%

的患者很有可能演变为全秃或普秃[22]。

在斑秃患者中，毛发图像分析可显示病灶周围的 Koebner 现象，这种情况使用非侵入性方法无法完全诊断[23]。

表 4-2　毛发图像分析所示各种脱发类型

	临床特征	毛发图像分析
雄激素性秃发	拉发试验 +-	休止期毛发增多
	折叠症 +-	一些营养不良的毛发
	弥漫性和进行性脱发（Ludwing/Ebling）	毛发直径多样性
斑秃	拉发试验 +（活动期）	毛干拉长
	分叉状毛发	断裂点
	黑点征	远端毛刷状
休止期脱发	拉发试验 +++（突然性脱发） 脱发在伤害事件后 2.5～4 个月	>20% 的毛发处于休止期（呈棒状）
生长期脱发	拉发试验 +++ 脱发是在外部因素触发后即刻发生的	生长期的毛发（远端像高尔夫球杆）
拔毛癖	不同长度的断端和（或）拔出的毛发，尽管症状明显，患者并不关心	远端被切成一条完美的直线（Trichiotecnomania）
营养不良脱发（易脆性）	毛干畸形	毛干畸形（电子显微镜更易观察）

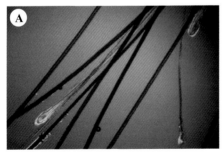 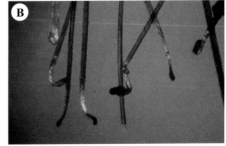

▲ 图 4-7　雄激素性秃发

A. 毛发的直径、细发和短发之间的差异；B. 营养不良的毛发；偏振光光学显微镜（10×）

（三）休止期脱发

在休止期（telogen effluvium），毛发的比例增加（＞20%）。它们比正常毛发短，毛干直径均匀，近端圆形，无色素，无膜，呈棒状。

（四）生长期脱发

明显的牵拉脱发现象非常令人担忧，毛发图像分析可见正常的处于生长期的毛发。它们的毛发长于着色的休止期毛发，保留有毛鞘和膜，其末端像高尔夫球杆。

（五）拔毛癖

如果结合临床病史和查体怀疑为拔毛癖（trichotillomania），应收集一些毛发来研究受损的区域和重要的可见区域。健康区域可见正常生长的毛发，近端为生长期或正常休止期的毛发，患者因不同手法牵拉毛发改变毛干的外形及远端完整断裂的毛发（图 4–6B）。

（六）阴毛脱落

一项毛发图像分析研究表明，阴毛（pubic hair）的生长速度随着年龄的增长而降低，而直径没有变化。女性休止期毛发的比例比男性高。与头皮毛发不同的是，毛发图像分析检测发现妊娠和产后状态的阴毛不会改变[24]。

（七）银屑病

在头皮银屑病（psoriasis）中，即使没有脱发症状，发育不良的毛发数量也会增加，休止期的毛发数量也会增加。在银屑病患者中，头皮毛发发育不良的比例与年龄、性别，以及疾病的严重程度和病程之间没有统计学上的显著差异[25]。

第5章　毛发镜：非瘢痕性脱发
Trichoscopy I: Non-Cicatricial Alopecia

Anna Was'kiel-Burnat　Lidia Rudnicka　**著**

胡瑞铭　**译**

一、雄激素性秃发

男性和女性雄激素性秃发（androgenetic alopecia）的毛发镜特点包括毛发直径异质性，即纤细毳毛的比例增加（图 5-1）、单根毛发毛囊单位数量增加（图 5-2）、黄点征、三根毛发毛囊单位数量减少和毛周褐色色素改变（毛周征）。上述特点见于额颞部和顶部区域，而枕部正常[2]。

毛发直径异质性又称毛发直径差异，是最常见的雄激素性秃发毛发镜特点[3, 4]，通常由于毛囊逐渐微小化，导致终毛被毳毛取代。在男性型脱发中，毛发直径异质性＞20% 最具有特异性[5, 6]；在女性型脱发中，毛发直径异质性＞10% 则为主要诊断标准[2]。

雄激素性秃发中黄点征大多为油性（皮脂腺来源）[4]，对应紧邻微小化毛囊

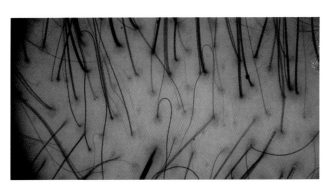

◀ 图 5-1　雄激素性秃发：毛发直径异质性（**20×**），可见大量纤细毳毛

的完整皮脂腺[6]。黄点的颜色通常一致，从浅黄色到深褐色，大小和分布不规则，比斑秃的黄点征数量少[4]（图 5-3）。

毛周褐色色素改变又称毛周征，即毛囊周围出现直径约为 1mm 的褐色晕[6]，与毛囊周围淋巴细胞浸润相对应，主要见于早期雄激素性秃发[6, 7]。

在晚期雄激素性秃发中，可见非特异性毛发镜特征，如白点征和蜂窝状色素沉着[3]。

白点征有两种类型，一种为大而不规则的白点，与毛囊周围纤维化区域相对应[1]；另一种为小而规则的针尖样白点，与毛囊开口和小汗腺开口相对应[8]。白点征主要见于晚期重度雄激素性秃发，常提示预后不良[6]。值得注意的是，无论脱发与否，针尖样白点征也可见于日光暴露部位和深色皮肤[9]。

蜂窝状色素沉着由一致的、马赛克样、相邻的褐色环组成，常见于毛发稀疏或完全脱落的头皮曝光部位和深色皮肤者[10]。

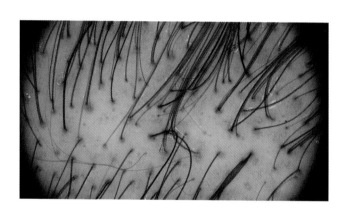

◀ 图 5-2　雄激素性秃发：单根毛发毛囊单位为主（20×），还可见黄点征和毛周征

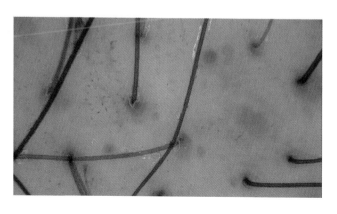

◀ 图 5-3　雄激素性秃发：黄点征和毛周征（70×）

二、斑秃

黄点征和短毳毛是斑秃（alopecia areata）最常见的毛发镜特点（图5-4）。其他毛发镜特征包括黑点征、断发、叹号样发（图5-5）、锥形发（图5-6）、Pohl-Pinkus缩窄（图5-7）、直立性再生发和猪尾样发（图5-8）[10]。

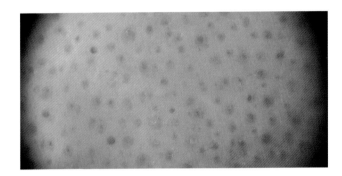

◀ 图5-4 斑秃：大量黄点征（20×）

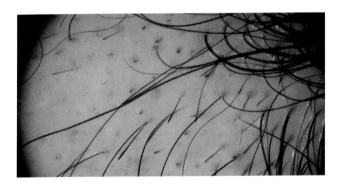

◀ 图5-5 斑秃：叹号样发、黑点征和断发（20×）

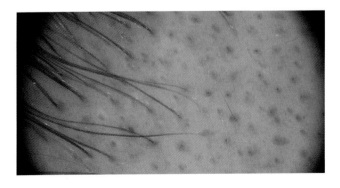

◀ 图5-6 斑秃：锥形发（70×）

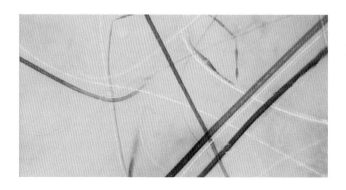

◀ 图 5-7 斑秃: Pohl-
Pinkus 缩窄 (70×)

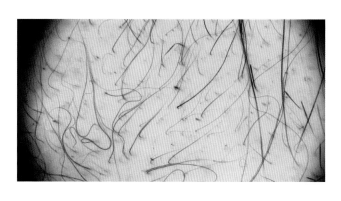

◀ 图 5-8 斑秃: 直立性
再生发、毳毛和猪尾样发
(20×)

黄点征对应充满皮脂和 (或) 角质的毛囊漏斗[11], 常见于慢性非活动期斑秃。斑秃的黄点征量多、分布规律[4, 12], 黄点内可能没有毛发或含有黑点或营养不良的毛发[10]。在斑秃儿童中, 黄点相对较少, 可能与青春期前皮脂腺发育不全有关[13]。

黑点征是有色毛发在头皮皮面水平折断[1], 是断发、叹号样发或锥形发的残留[12, 14], 常见于活动期斑秃[1]。

断发是由于炎症反应导致终毛毛干变脆发生不规则横向断裂, 或既往形成黑点而未完全破坏的毛发快速生长而成[15]。在斑秃中, 毛发几乎在同一水平上发生断裂, 其长度取决于最近一次疾病活动高峰至就诊检查的间隔时间[16]。断发常见于急性斑秃[4, 12, 15]。

叹号样发是近端变细、变浅, 远端相对较粗、较深的断发[16, 17], 常见于急性进展性斑秃[12, 15, 18]。叹号样发虽然被认为是斑秃的特异性征象[12, 19], 但也可见于其他毛发疾病, 如拔毛癖、头癣、化疗诱导的脱发和中毒所致生长期脱发[10]。

锥形发为较长的叹号样发, 近端变细而远端在皮肤镜视野外[14, 20], 有时为未断裂的终毛[1]。锥形发可见于活动期斑秃[10]。

Pohl-Pinkus 缩窄与毛干内直径变细的区域相对应[16]，是由外部或内部因素导致毛囊的代谢和有丝分裂活性受到快速且反复地抑制而形成[16]。具有多个 Pohl-Pinkus 缩窄的毛发呈念珠状发样外观[16]。Pohl-Pinkus 缩窄主要见于活动期斑秃[10]。

毳毛为直径<30μm、长 2～3mm、色素减退的毛发，在正常头皮毛发中约占 10%[1]，常见于慢性、恢复期斑秃[10]。

直立性再生发为新生的、健康的再生毛发，往往呈直立位、末端尖细[10]。

猪尾样发是较短的、规则卷曲的毛发，末端尖细[16]，提示毛发再生，一般数周后消失。猪尾样发在儿童斑秃中更为常见，提示儿童毛发再生可能更广泛[13]。

三、拔毛癖

拔毛癖（trichotillomania）的特征性毛发镜表现包括纵裂断发、火焰样发、卷曲发、V 形发和郁金香样发（图 5-9 和图 5-10）[21]。毛发在不同长度折断，还可见黑点征（图 5-11）[21]。其他较少见的毛发镜特点有毛发碎末和毛囊轻微出血[21, 22]。

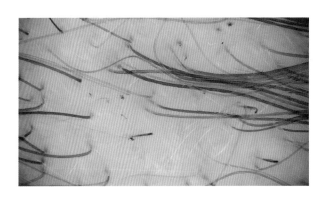

◀ 图 5-9　拔毛癖：卷曲发、郁金香样发和黑点征（40×）

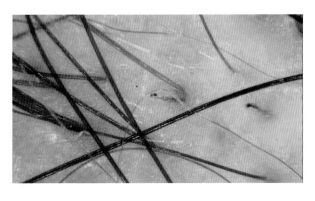

◀ 图 5-10　拔毛癖：卷曲发和火焰样发（70×）

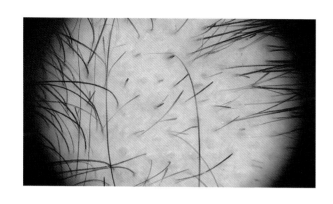

◀ 图 5-11　拔毛癖：不同长度断发和 V 形发（20×）

1. 纵裂断发即毛干远端纵向断裂[4]。

2. 火焰样发即半透明、波浪状和锥形的断发，是由于严重的机械性毛发牵拉和撕裂产生[21]。

3. 卷曲发是一种末端呈锯齿状且不规则卷曲的毛发，部分卷曲毛发可呈叹号样或钩样（钩样发）[4, 21]。

4. V 形发是从一个毛囊开口萌出的两根毛发，并在同一水平发生断裂[21]。

5. 郁金香样发是深色、郁金香形状末端的短发，是由毛干斜向断裂所导致[4, 21]。

6. 毛发碎末是散在的毛发残留[21]。

7. 毛囊微出血表现为红点，由毛囊开口被凝血覆盖或填充而形成[23]。

四、生长期脱发

生发期脱发（anagen effluvium）是由于药物（主要是化疗药物）、毒物或放疗引起的[4]。毒物导致的生长期脱发，在脱发活动期毛发镜下可见黑点征、断发、叹号样发、火焰样发和 Pohl-Pinkus 缩窄，毛发再生时可见毳毛和猪尾样发[24]。

另一种与生长期脱发相关疾病是生长期毛发松动综合征[4]，毛发镜特点包括孤立性矩形黑色颗粒状结构、孤立性黄点征且以单根毛发毛囊单位为主[25]。

五、休止期脱发

毛发镜对休止期脱发（telogen effluvium）的诊断价值有限，非特异性毛发镜特点包括黄点征、单根毛发毛囊单位数量增加（图 5-12）、毛周征和直立性再生发（图 5-13）。与雄激素性秃发相反，休止期脱发的毛发镜异常表现在额部和枕部均可观察到 [4]。

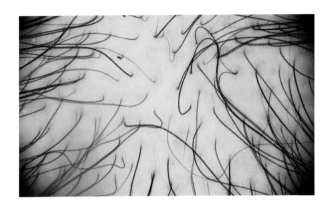

◀图 5-12　休止期脱发：单根毛发毛囊单位为主（20×）

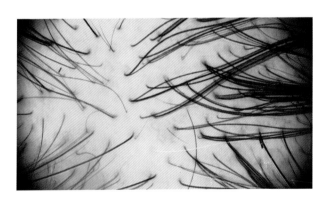

◀图 5-13　休止期脱发：直立性再生发（20×）

第6章　毛发镜：瘢痕性脱发 ❶

Trichoscopy Ⅱ: Cicatricial Alopecia

Bruna Duque-Estrada　Rodrigo Pirmez　**著**

胡瑞铭　**译**

一、概述

　　毛发镜检查技术的进步是能够快速而简易地鉴别瘢痕性脱发和非瘢痕性脱发。皮肤科医生认为毛囊的破坏即毛囊开口消失，也是瘢痕性脱发的毛发镜特点（图 6-1）[1, 2]。此外，大多数毛发镜特点与组织病理密切相关，因此不同类型的瘢痕性脱发会有特异性的毛发镜诊断性特点。本章将重点介绍原发性瘢痕性脱发的毛发镜特点 [3, 4]。

二、淋巴细胞性

（一）毛发扁平苔藓及其变异型

　　1. 经典型毛发扁平苔藓　毛发扁平苔藓（lichen planopilaris，LPP）被认为是一种累及毛囊的扁平苔藓，主要发生于成年人，可表现为斑片状或弥漫性脱发。

　　LPP 的炎症反应主要以毛囊为中心，因此疾病活动的征象具有毛囊性或毛囊周围的分布模式。活动性 LPP 皮损可见毛囊周围红斑和鳞屑（图 6-2）[5]。LPP 的鳞屑厚度与炎症程度密切相关，可以作为评估疾病严重程度和监测治疗

---

❶ 本章原著层级疑有误，已修改

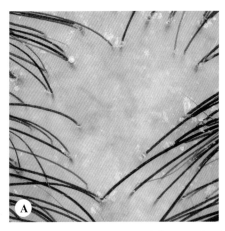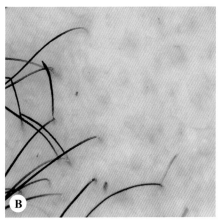

▲ 图 6-1　瘢痕性与非瘢痕性脱发

A. 瘢痕性脱发：皮损中央毛囊开口消失；B. 斑秃：一种非瘢痕性脱发，可见毛囊开口内充满皮脂，在毛发镜下表现为黄点征

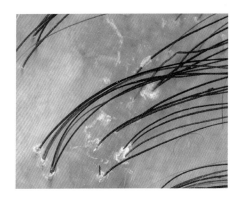

◀ 图 6-2　毛发扁平苔藓

毛周鳞屑提示病情处于活动期，其周围区域可见毛囊开口消失，还可见毛发管型、断发和营养不良发

反应的标志[6]。被鳞屑围绕的小丛状发（＜5 根，通常为 2 或 3 根）具有诊断性意义，这与脱发性毛囊炎中含有几十根毛发的大丛状发不同。LPP 另一个有意思的特征性表现是鳞屑包绕毛囊形成管状结构，即为毛发管型。

　　毛囊周围苔藓样变可导致色素失禁，在毛发镜下表现为靶样分布的蓝灰色小点（图 6-3）[7]，该现象在深色皮肤类型的患者中更易观察到。此外，在深色皮肤的人群中还可见到其他特点，其中最典型的正常毛发镜特点为色素网络[8]，这是由于皮肤中存在大量色素所致。色素网络由正常的表皮突形成深色的网状线条，而真皮乳头上方较薄的表皮形成中间较浅的区域。深色皮肤使汗腺开口在头皮上呈针尖样白点征[9]。由于针尖样白点征和毛囊开口外观较为相似，因此对于深色皮肤患者，鉴别瘢痕性和非瘢痕性脱发并非易事（图 6-4）[10]。

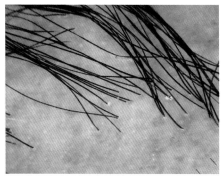

◀ 图 6-3　毛发扁平苔藓（深色皮肤患者）
毛囊周围色素失禁导致靶样分布的蓝灰色小点，
可见色素网络，毛周鳞屑提示病情处于活动期

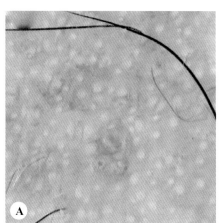
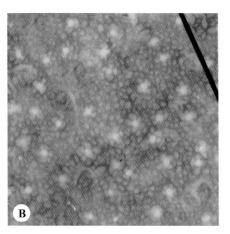

▲ 图 6-4　针尖样白点征（深色皮肤患者）
A. 斑秃；B. 毛发扁平苔藓。在某些情况下，鉴别汗腺开口和毛囊开口并非易事

　　2. 前额纤维化性脱发　　前额纤维化性脱发（frontal fibrosing alopecia，FFA）好发于绝经期后的女性，表现为前额/额颞部条带状脱发，病情呈进行性发展，有时可累及枕部。多数患者还可有眉毛脱落，该病的其他临床特征包括体毛脱落、面部丘疹、眉间红点及额部静脉凹陷[11-13]。

　　毛发镜在 FFA 及其他累及发际线的毛发疾病，如斑秃、牵拉性脱发和雄激素性秃发的鉴别诊断中起到重要作用。发际线毳毛缺失是 FFA 的毛发镜标志性特点（图 6-5）[14]。

　　FFA 的疾病活动性征象与毛发扁平苔藓非常相似，包括毛囊周围红斑和鳞屑，但是比毛发扁平苔藓更轻微。此外，扭曲发也较为常见，发际线可见黑点征。

　　目前还可采用"全景模式毛发镜"观察 FFA，即将智能手机相机连接皮肤镜，

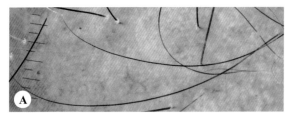

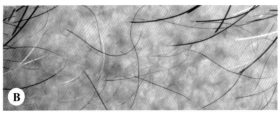

◀ 图 6-5　**A.** 发际线毳毛缺失是前额纤维化性脱发的标志性特点；**B.** 其他累及发际线的毛发疾病如雄激素性秃发，可见毳毛

采用"全景模式"，使皮肤科医生可以在一张毛发镜图像中记录到更大范围发际线（图 6-6）[15]。

当鬓角受累时，即使在疾病活动期，炎症性特点也较少见，该区域毛发近端透明，而周围头皮光滑发白[16]。

虽然 FFA 是一种瘢痕性脱发，但眉部的毛发镜特征往往是非瘢痕性脱发表现，因此眉部的毛发镜表现大多与头皮不同。眉部毛发镜下常见黑点征、营养不良性毛发和断发（图 6-7），偶见锥形发，易误诊为斑秃[17]。眉毛再生后的生长方向不同，可能反映了 FFA 的纤维化过程，此亦可作为鉴别要点[18]。

3. 模式化分布的纤维化性脱发　模式化分布的纤维化性脱发（fibrosing alopecia in a pattern distribution，FAPD）是近年来发现的一种淋巴细胞性原发性瘢痕性脱发的临床变异型[19]，兼具毛发扁平苔藓和雄激素性秃发的临床 / 毛发镜特点与组织病理表现。

FAPD 在毛发镜下可见雄激素性秃发典型的毛发直径异质性，以及炎症性

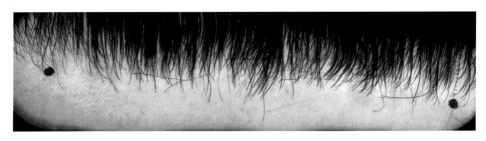

▲ 图 6-6　前额纤维化性脱发的全景模式毛发镜图像

特点如毛囊周围红斑和鳞屑[20]，其中鳞屑容易被误诊为脂溢性皮炎。鉴别诊断尤为重要，特别是对于需要毛发移植的患者，因为活动性瘢痕性脱发是毛发移植的禁忌证。FAPD 的炎症主要位于毛囊周围，而脂溢性皮炎的炎症主要在毛囊间。此外，小丛状发（含 2～3 根毛发）被鳞屑包绕也是 FAPD 的诊断线索之一（图 6-8）。采用毛发镜引导进行患处头皮活检是早期准确诊断的最佳方法。疾病晚期在脱发区域可见毛囊开口缺失[21]。

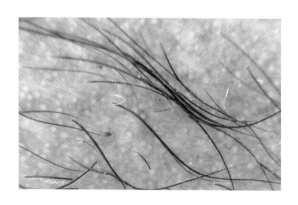

◀ 图 6-7 前额纤维化性脱发：眉部可见黑点征、断毛和散在鳞屑

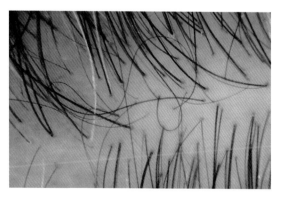

◀ 图 6-8 模式化分布的纤维化性脱发
毛发直径异质性、被鳞屑包绕的小丛状发、部分毛干围绕细小鳞屑和局灶性脱发（左下方）

（二）盘状红斑狼疮

约 60% 盘状红斑狼疮（discoid lupus erythematosus，DLE）患者会出现瘢痕性脱发，但伴发系统性红斑狼疮并不常见[22, 23]。

DLE 的炎症可同时累及毛囊和毛囊间皮肤，故在毛发镜下可观察到毛囊周围和毛囊间特点。在 DLE 的活动期可见红斑和鳞屑（图 6-9A），并且大的角栓形成是典型特征（图 6-9B）。

　　早期DLE可见毛囊性红点征，这是预后较好的标志（图6-9A和B），在组织病理上与存活毛囊被扩张的血管包围相对应。若治疗及时毛发还可再生[24, 25]。

　　颜色改变是DLE的另一个显著特征，即患者可出现色素减退或沉着。在深色皮肤患者中，DLE的炎症会导致色素网络被破坏，此为与毛发扁平苔藓鉴别的要点（图6-9C）。此外，炎症还会导致毛囊间色素失禁，这与毛发镜下蓝灰色斑点相对应（图6-9D）[7]。

　　疾病终末期表现为乳红色区域、毛囊开口缺失。在活动期和终末期病变中都可见粗的分支状血管。

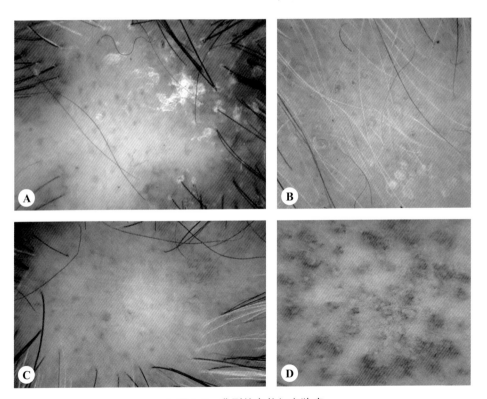

▲ 图 6-9　典型的盘状红斑狼疮
A. 毛囊周围和毛囊间鳞屑和颜色改变，注意皮损中央可见毛囊性红点；B. 毛囊角栓是典型特征；C. 深色皮肤盘状红斑狼疮患者：皮损中央色素网络被破坏，而外周正常，另可见红点征和分支状血管；D. 弥漫性色素失禁在毛发镜下表现为蓝灰色斑点

（三）中央离心性瘢痕性脱发

中央离心性瘢痕性脱发（central centrifugal cicatricial alopecia，CCCA）是非洲后裔出现瘢痕性脱发的重要原因。在 CCCA 中，脱发斑片从顶部或头皮中央呈离心性扩散。

CCCA 的毛发镜检查可见毛干直径异质性、毛发密度减少、蜂窝状色素网络、不规则分布的针尖样白点征，以及毛囊开口消失。毛干周围的灰白色晕是 CCCA 的典型特征，而且也是毛发镜引导头皮活检的最佳部位（图 6-10）。灰白色晕在组织病理上与同心性毛囊周围纤维化相对应，终毛和毳毛均可受累，并缺乏内毛根鞘[26]。在脱发区域还可以观察到散在白色斑片。在急性炎症期，疾病活动期特点包括轻度毛囊周围红斑和鳞屑、黑点征和短断发。星状褐色斑也可见于日光暴露的脱发区域（图 6-11）[27]。

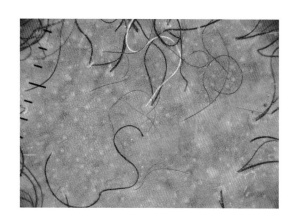

◀ 图 6-10　中央离心性瘢痕性脱发
毛囊周围特征性白色晕。值得注意的是，还可见弥漫性红斑，毛发密度减少伴毛囊微小化

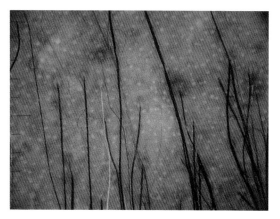

◀ 图 6-11　中央离心性瘢痕性脱发
不规则分布的针尖样白点征、毛囊周围特征性白色晕，以及毛囊周围蜂窝状色素沉着网络

三、中性粒细胞性

（一）脱发性毛囊炎

脱发性毛囊炎（folliculitis Decalvans，FD）是一种严重的慢性炎症性疾病，可导致瘢痕性脱发，表现为头皮多发丘疹 - 脓疱性病变和渗出结痂，病情反复发作。由于毛囊被破坏，炎症反应减轻，最终导致不同程度的瘢痕性脱发。

在疾病活动期，毛发镜检查可以使临床表现更明显。毛发镜下毛囊周围红斑伴卷曲状血管与棘层肥厚和浅层血管血流量增加相对应，毛囊周围出血是红细胞外渗所致（图 6-12），"黄色结构"即毛囊性脓疱、黄色管样鳞屑和黄痂与中性粒细胞炎性浸润相对应，毛周管样鳞屑通常比毛发扁平苔藓中发现的更厚、往往围绕在丛状发周围（图 6-13）[28, 29]。

纤维化表现为毛囊开口缺失和丛状发（由＞6 根毛发组成），是 FD 最特征的毛发镜表现（图 6-14）。丛状发在组织病理上与复合性毛囊结构相一致，即由 6 个或更多的毛囊漏斗部发生融合所致，其周围为致密的炎症反应和同心性纤维化[29, 30]。此外，若观察到清晰的细分支状血管，则提示炎症改善[28]。

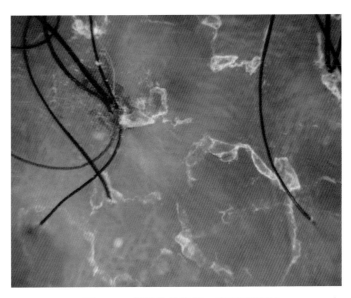

▲ 图 6-12　脱发性毛囊炎，毛囊周围出血

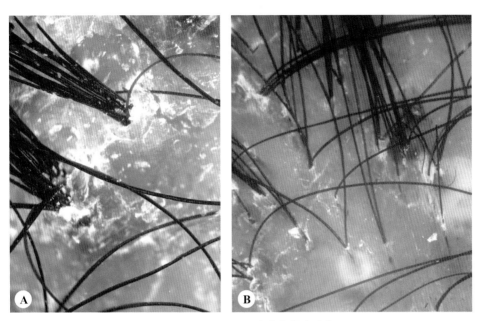

▲ 图 6-13　脱发性毛囊炎急性炎症期

A. 毛发镜下见丛状发（由＞6 根毛发组成），周围围绕黄色管样鳞屑；B. 毛囊开口缺失和弥漫性毛囊间红斑

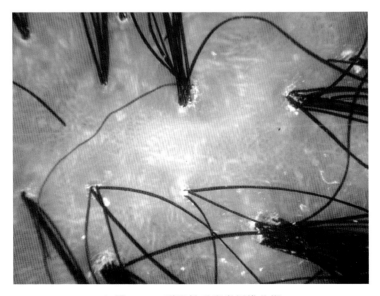

▲ 图 6-14　脱发性毛囊炎纤维化期

大丛状发伴弥漫性毛囊间红斑、卷曲状血管及白色条纹，提示纤维化过程

（二）穿掘性（或分割性）蜂窝织炎

头皮穿掘性（或分割性）蜂窝织炎（dissecting cellulitis of the scalp，DCS）是一种慢性炎症性疾病，表现为反复发作的结节、脓肿和窦道。起病初期通常为单纯的毛囊炎伴毛囊开口阻塞，好发于头皮顶部；晚期表现为毛囊周围脓疱和痛性波动的结节，含有脓性分泌物。随着时间的推移，皮损进展为相连的结节斑块、脓肿或窦道，最终导致瘢痕组织形成。

在 DCS 早期，毛球周围和毛囊下方浸润的淋巴细胞类似斑秃的蜂拥样排列，因此 DCS 早期毛发镜表现也类似斑秃，可见黑点、断发和毳毛，甚至叹号样发。然而，增大的毛囊开口内充满角栓，即"3D"黄点征，为 DCS 的典型特征（图 6-15）[31]。

当疾病进展至脓肿形成时，可观察到黄色（脓湖）和白色无结构区域，另可见弥漫性红斑、断发、毳毛，非洲裔患者还可见到分布规律的针尖样白点征（图 6-16）[32]。

在晚期纤维化区域，毛发镜检查可见融合的象牙白色区域，毛囊开口缺失、出现白色斑片或蝶蛹样条纹。该阶段最显著的特征是皮肤裂隙形成，内含丛状发（图 6-17）[33]。

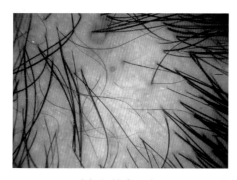

▲ 图 6-15　穿掘性蜂窝织炎早期：毛发镜下可见"3D"黄点征、弥漫性红斑、空毛囊、毳毛和断发。"3D"黄点征有助于鉴别穿掘性蜂窝织炎和斑秃

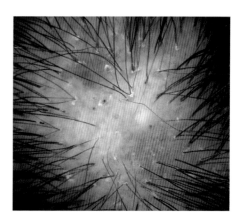

▲ 图 6-16　穿掘性蜂窝织炎结节性损害：毛发镜下可见弥漫性红斑、毛囊性脓疱、毛周管型伴黄痂和黑点征，且炎症在结节处更明显

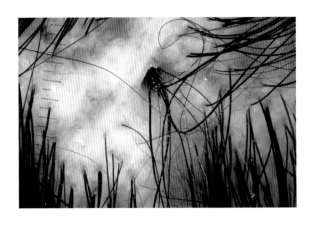

◀ 图 6-17 穿掘性蜂窝织炎：
裂隙

（三）项部瘢痕疙瘩性痤疮

项部瘢痕疙瘩性痤疮（acne keloidalis nuchae）是一种慢性炎症性疾病，好发于非洲裔和西班牙裔青壮年。剃短卷曲的毛发是导致炎症和瘢痕形成的主要因素。此外，还可伴有穿掘性蜂窝织炎和脱发性毛囊炎。

毛发镜检查可见毛囊开口缺失和小丛状发，可能观察到假性毛囊炎伴有毛发自毛囊外或毛囊间穿入（内生毛发）。此外，还可见到断发和毛周管型（图 6-18）[33]。

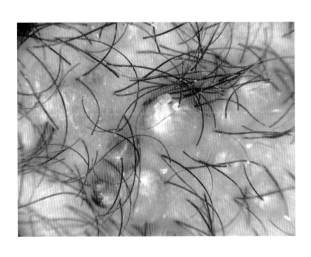

◀ 图 6-18 项部瘢痕疙瘩性
痤疮
毛囊性瘢痕在毛发镜下可见毛周
损害伴断发、红斑和白色区域，
后者对应真皮内胶原束

第7章 毛发疾病的头皮活检

Scalp Biopsy in Hair Disorders

Mariya Miteva **著**

缪 盈 **译**

一、头皮活检的价值

头皮活检是诊断毛发和头皮疾病的一项有价值的技术，其对瘢痕性脱发的诊断至关重要，并有助于根据水平切片中的毛囊计数和毛囊比值与非瘢痕性脱发相鉴别[1]。头皮活检在毛干疾病的诊断中没有价值，应使用毛发镜和电子显微镜进行诊断[2]。头皮活检的主要应用如下。

1. 根据毛囊结构的概述区分瘢痕性脱发与非瘢痕性脱发，包括毛囊单位和单个毛囊被毛囊瘢痕或纤维束（毛囊缺失）所替代，以及皮脂腺的消失（牵拉性脱发除外）（图7-1）。

2. 根据炎症浸润及其密度，以及毛囊数对纤维化束所占的优势，评估瘢痕性脱发的病情活动性。

3. 提供有助于指导治疗的详细信息，如瘢痕性脱发的炎性浸润程度、炎性浸润类型、雄激素性秃发的炎症和毛囊周围纤维增生的存在，终毛与毳毛比值的减少（终毛∶毳毛 = 2.5∶1，与终毛∶毳毛 = 0.7∶1 相比，建议不同的治疗方案）。

4. 在接受毛发移植之前，确认无症状患者是否存在不易察觉的 / 慢性毛发扁平苔藓（LPP）[3]。

5. 通过提供形态学验证来阐明研究假设。

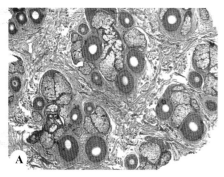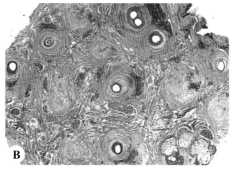

▲ 图 7-1　头皮活检可以根据毛囊结构的改变，毛囊单位或皮脂腺的缺失，以及多个毛囊周围纤维化和炎症反应来区分非瘢痕性脱发（A）和瘢痕性脱发（B）（HE，4×）

二、如何进行头皮活检

头皮活检是在门诊进行的。尽管有数据表明，98% 的病例在 3 次水平切面活检后获得准确诊断，而 1 次水平切面活检的诊断准确率仅为 79%，但临床通常仅进行 1 次头皮活检[4]。一项研究表明，在 106 例临床诊断为男性雄激素性秃发的患者中，100% 的水平切面活检提示这一诊断，但只有 67% 是具有诊断性的[5]。对于临床与病理相关性不佳的可能的解释是活检部位选择错误[6]，特别是在瘢痕性脱发中，头皮标本处理的缺陷[7]，或者仅仅是非瘢痕性弥漫性脱发中的一个错误标准，如 1 个 4mm 的环钻活检只显示了 32～50 个毛囊，而整个头皮有10 万～15 万个毛囊。活检的角度应朝向毛发生长的方向，并且必须包含皮下脂肪。以下是关于优化头皮活检的一些建议。

1. 对于弥漫性非瘢痕性脱发，应从头顶部或头皮中部进行 4mm 穿刺活检，因为这被认为是评估毛囊微小化的最佳部位，尤其是早期女性型脱发[8]。活检不应在分离线进行，应避免引起可见的瘢痕。

2. 对于瘢痕性脱发，使用手持式或视频皮肤镜引导活检部位可获得最佳样本（皮肤镜 / 毛发镜引导头皮活检）（图 7-2）[9]。

3. 对于前额纤维化性脱发，3mm 穿刺活检通常足以诊断，特别是使用皮肤镜引导的技术。由毛发镜引导的 2mm 穿刺活检，对眉毛区的诊断是足够的。

4. 对于临床和毛发镜表现不明确的患者，如部分结缔组织病和头皮玫瑰痤疮，毛囊计数和比值对诊断不起关键作用，因此需要进行两次活检，最好是垂直切片。

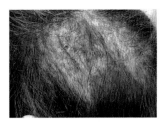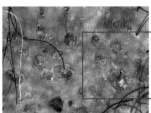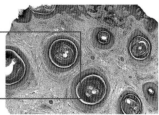

▲ 图 7-2　盘状红斑狼疮的毛发镜引导活检

采样区域包含角质栓（对应于被角蛋白堵塞的毛囊）及界面皮炎

5. 在炎性鳞屑性头皮疾病中，如脂溢性皮炎、银屑病、慢性单纯性苔藓和毛囊炎，首选垂直切片。

6. 对于任何不明确的毛发疾病，表现为脱发和可能的炎症 / 自身免疫病因，应进行两次活检，一次为水平切片，一次为垂直切片。

三、如何处理水平切片活检

由于正常的毛囊结构在毛发周期的不同阶段的解剖复杂性，在组织病理学上很难解释头皮活检中的毛囊发现[1]。水平切片最早由 Headington 于 1984 年提出，其工作方法已经成为皮肤病理学家阅读毛发和头皮活检切片的关键指导[1]。其他方法包括 HoVert 和 Tyler 技术[10, 11]。

在研究毛囊直径和毛发周期方面，水平切片优于垂直切片[1, 5, 12]。它允许在 4mm 穿刺活检中显示所有毛囊，并进行毛发计数[13]。

根据 Headington 的技术，穿刺活检被完全平行于皮肤表面且一分为二，两部分嵌入同一盒中，切割面向下，并同时行下一步切片（图 7-3）。平分应发生在峡部水平（真皮 – 表皮交界处下 1～1.5mm）。从 1/2 向下到皮下脂肪，从 1/2 向下到漏斗层和表皮（图 7-4）。通过这种方式，可以在毛球、毛球上方、峡部和漏斗水平上对毛囊的长度进行评估。如果标本被正确地一分为二，通常 20 多张切片足以评估整个毛囊的长度[14]，但有时切割 60 多张切片才刚刚达到漏斗水平。4mm 穿刺活检的面积为 12.6mm^2，而 3mm 活检的面积为 7mm^2[15]，这意味着如果获得较小的活检，可保留 5.6mm^2 的组织进行评估。

正常毛囊结构包含 10～14 个毛囊单位（由松散的胶原网络勾勒出的六边形结构，由带有皮脂腺和立毛肌的 3～4 个终毛毛囊和 1 个毳毛毛囊组成）。毛囊

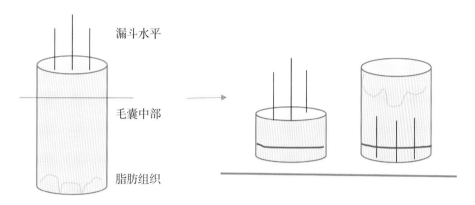

▲ 图 7-3　根据 Headington 技术加工水平切片

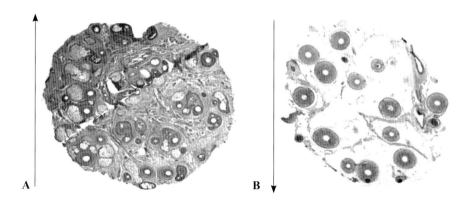

▲ 图 7-4　在一个方向上（**A**），一分为二向毛囊的漏斗部推进；在另一个方向（**B**），一分为二向皮下脂肪（毛球水平）推进

单位在真皮中层（峡部）有序分布，在真皮浅层（漏斗部）呈线性分布。

关于水平切片中毛囊解剖的特性已有许多具有指导性论作发表[5, 15, 18]，包括毛囊形态的类型（生长期、退行期、休止期）和大小（毳毛、中间毛和终毛）。

在白种人中，4mm 头皮活检最能确定正常毛囊参数[19]，具体如下。

(1) 毛囊单位：12～14 个。

(2) 毛囊数量：38～40 个毛囊（2～3.1 个毛囊 / mm²）。

(3) 生长期终毛：31 个。

(4) 退行期终毛 / 休止期终毛：2 个。

(5) 毳毛 / 微小化毛囊（生长期 + 休止期）：5 个。

(6) 纤维束：2 个。

(7) 终毛 : 毳毛≥ 4 : 1。

(8) 休止期毛发计数≤ 15%。

值得注意的是，非洲裔美国人的活检显示较低的毛囊密度，即每 4mm 头皮活检 22 个毛囊，终毛 : 毳毛 =6 : 1 [20]。亚洲人的毛囊密度更低，为每 4mm 穿刺活检 14～16 个毛囊（1.2 个毛囊 /mm² ）[21]。

四、头皮活检评价中的辅助技术

没有证据表明一组特殊染色或免疫组化染色可用于毛发病理的常规检查 [22]，并且也没有一种特定的染色能有效区分非瘢痕脱发和瘢痕性脱发。病理学家在毛发活检中常用的染色剂之一是 Verhoeff-Van Gieson（VVG），又称弹性 Van Gieson 染色剂（elastic Van Gieson stain，EVG）。一项关于再切除瘢痕中弹性组织的研究表明，在持续时间<3 个月的瘢痕中没有检测到弹力纤维，在这 3 个月后，弹力纤维增加 [23]。因此，由于瘢痕形成的时间较长，瘢痕性脱发早期的弹性组织模式可能与非瘢痕性脱发难以区分 [24, 25]。据报道，EVG 有助于在瘢痕性脱发终末期的透明化真皮背景下突出纤维束（毛囊瘢痕）[24]。

正常头皮、非瘢痕性脱发和瘢痕性脱发 [25] 中的弹力纤维模式总结见表 7–1。

表 7–1　正常头皮、非瘢痕性脱发和瘢痕性脱发的弹力纤维形态

毛发分类	弹力染色形态
正常头皮毛发	真皮乳头内纤维较细，真皮网状层内纤维较粗
非瘢痕性脱发	弹力纤维没有改变
瘢痕性脱发	<ul><li>早期：没有瘢痕</li><li>晚期<ul><li>表面楔形瘢痕，无明显炎症（毛发扁平苔藓）</li><li>广泛的瘢痕形成和少量的中性粒细胞（脱发性毛囊炎）</li><li>整个真皮瘢痕，失去弹性组织（盘状红斑狼疮）</li><li>透明化真皮，纤维束宽，弹力纤维粗（中央离心性瘢痕性脱发）</li></ul></li></ul>

作者还报道了利用偏振光显微镜以区分伴有局灶性脱发的长期雄激素性秃发和原发性瘢痕性脱发的玻璃样长纤维束，这是基于人类胶原蛋白能够在特定平面上透光（双折射）这一事实 [26]。

临床中常见的鉴别诊断（线索和提示）如下。

1. 雄激素性秃发与模式化分布的纤维化性脱发　伴有毛发扁平苔藓的雄激素性秃发称为模式化分布的纤维化性脱发（fibrosing alopecia in a pattern distribution，FAPD）。据作者经验，在日常的毛发病理实践中，一个常见的问题是，毛囊漏斗水平的轻度淋巴细胞浸润伴轻度纤维化被过度诊断为毛发扁平苔藓。Whiting 研究发现 70% 的男性型脱发（male pattern hair loss，MPHL）活检显示某种类型的炎症和纤维化，其中 36% 显示显著的炎症 / 纤维化，而健康对照组的这一比例为 9%。对于那些没有显示这一特征的"简单"MPHL，其将显示炎症 / 纤维化的称为"复杂"MPHL（图 7-5）[19]。在 AGA 中，炎症浸润和纤维增生通常围绕单个毛囊，纤维化不分层、不厚，而且松散、温和，外毛根鞘完整。横切片有助于确定单个毛囊是否受到影响，并有助于了解毛囊结构和毛囊消失的病灶区域。

2. 斑秃与拔毛癖　通常情况下，很难从临床和组织学上区分斑秃（alopecia areata，AA）与拔毛癖（trichotillomania，TTM），尤其是当临床表现包括单个斑片时，或者两种情况同时存在。病理上发现色素型可以作为正确诊断的线索。色素铸模在毛囊结构中表现为粗糙无定形的黑素团块。据报道，它们来源于碎片化的异位基质或皮质上皮[27]。在拔毛癖中，在毛囊管的各个层面都可以发现奇异的椭圆形、扭曲或线状黑素团块（拉链和纽扣征），但在纤维束或毳毛毛囊内不存在。受影响的毛囊通常表现为外根鞘细胞凋亡（图 7-6）[28]。

3. 雄激素性秃发、休止期脱发与假性斑秃　雄激素性秃发（AGA）、休止

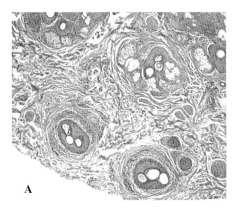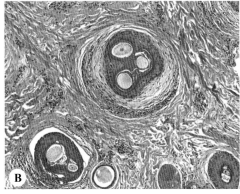

▲ 图 7-5　雄激素性秃发显示漏斗周围轻度纤维增生和轻度淋巴细胞浸润（**A**），而毛发扁平苔藓表现为外毛根鞘由分层纤维化围绕和苔藓样浸润（**B**）

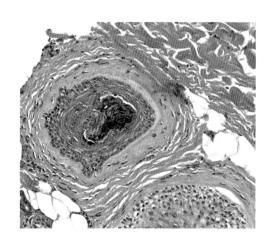

◀ 图 7-6　拔毛癖患者毛囊内的毛软化伴色素型，也显示坏死的角质形成细胞

期脱发（telogen effluvium，TE）与假性斑秃（alopecia areata incognito，AAI）都是临床和毛发病理学实践中的常见情况。在弥漫性非瘢痕性脱发的女性患者中，由于特征重叠，将临床和组织学诊断相关联是很重要的，尤其是 AAI / TE 的诊断还没有明确的标准。然而，突然出现无诱因的弥漫性脱发、明显的牵拉试验阳性，弥漫性变薄，边缘毛囊微小化（约 3∶1）和休止期计数增加（约 30%）的组织学特征；漏斗状毛囊口扩张（瑞士干酪型），休止期毳毛毛囊和休止期生发单位数量的增加与 AAI 的诊断一致（图 7-7）[29]。只有水平切片可用于诊断。

4. 炎症性头癣与头皮穿掘性蜂窝织炎　早期头皮穿掘性蜂窝织炎（dissecting cellulitis of the scalp，DCS）的活检显示致密和弥漫性混合细胞浸润，且位于真皮和真皮下层。浸润还包括巨细胞、水肿、血管扩张和红细胞外渗。大多数毛囊处于休止期，皮脂腺在该阶段仍可保存（图 7-8）。鉴别诊断包括脓癣的炎症从表面延伸到真皮下[30]。进行诊断需要大量的连续切片。值得注意的是，一项关于脓癣的研究显示，在 35% 的病例中，PAS 和 Grocott 乌洛托品银染色（Grocott's methenamine silver stain，GMS）对真菌呈阴性[31]，因此 KOH 和培养在检测真菌方面比 PAS 更有用。

5. 脱发性毛囊炎与毛发扁平苔藓　有一部分瘢痕性脱发患者在临床和组织学上表现出脱发性毛囊炎（folliculitis decalvans，FD）和毛发扁平苔藓（lichen planopilaris，LPP）的双重特征。这些患者表现为 LPP 的临床特征和毛发镜特征，而伴随特征不能仅归因于 LPP 表型，并提示 FD。其特征表现为多毛症（2～5 根毛发）、超过 50% 的患者葡萄球菌培养阳性、组织学特征包括多重毛囊结构（>2 个融合毛囊）、毛囊上皮萎缩、浆细胞浸润明显（苔藓和间质）和肉芽肿（图 7-9）[32]。

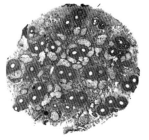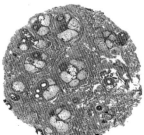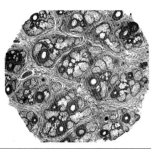

慢性休止期脱发	假性斑秃	雄激素性秃发
休止期毛囊计数正常（–）	休止期毛囊计数增加（+）	休止期毛囊计数正常（–）
毛囊微小化（–）	毛囊微小化（+）	毛囊微小化（+）

▲ 图 7-7　三种常见的弥漫性非瘢痕性脱发的组织学比较

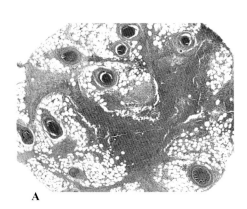

A

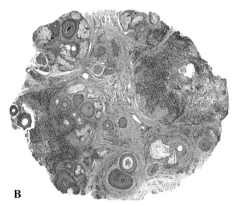

B

▲ 图 7-8　在脓癣（**A**）和头皮穿掘性毛囊炎（**B**）中真皮深层及真皮下致密的混合细胞炎性浸润

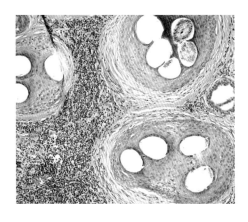

◀ 图 7-9　1 例临床表现为毛发扁平苔藓性脱发性毛囊炎但在组织学上表现为明显的多毛症（由＞ 4 个复合毛囊组成的毛囊包），有密集的浆细胞浸润，但无中性粒细胞

第 8 章 斑秃的局部接触性免疫疗法
Topical Contact Immunotherapy in Alopecia Areata

Andrea Combalia　Juan Ferrando　**著**

叶艳婷　**译**

一、概述

斑秃（alopecia areata，AA）是一种慢性、复发性、毛囊特异性的自身免疫性疾病，可导致非瘢痕性脱发。虽然斑秃有多种治疗方法，但其中最独特的是局部致敏疗法，这是一种广泛用于全秃（alopecia totalis，AAT）和普秃（alopecia universalis，AAU）等重度斑秃患者的疗法，为既往接受传统治疗失败及病情严重的患者提供了一个诱人的选择。

1976 年，Rosenberg 和 Drake 提出了局部接触性免疫疗法，它是在斑秃患者的头皮（或眉毛）上使用强接触性过敏原，通过诱导和周期性激发形成变应性接触性皮炎（allergic contact dermatitis，ACD）的方法起效。因此，这种治疗模式起效的基础是病变区域发生 ACD。

目前，使用强接触性过敏原，如二苯基环丙烯酮（diphenylcyc-lopropenone，DPCP）诱导 ACD 仍然是常用的治疗方法之一。此外，尽管有文献报道接触性免疫疗法对毛发再生的疗效不一，但据一些循证综述认为，接触性免疫疗法对近 50% 的斑秃患者有效 [1]。

二、局部致敏剂的免疫学

致敏剂是指暴露在其中会引起机体产生免疫反应的任何化学物质。在随后的暴露中，免疫系统会通过产生炎症反应来对抗这种化学物质。因此，致敏剂可以包括更广泛的化学物质，而不一定局限于在医疗领域使用的化学物质。

此外，局部免疫疗法的疗效独立于特定的物质。所有强力接触性过敏原都可以尝试，但由于显而易见的原因，通常的一些过敏原必须被排除。因此，在选择致敏剂时，应选择一种非天然存在于自然或人类工业环境中的物质。

局部免疫疗法治疗斑秃的疗效取决于致敏剂的四个特性，即可预测的免疫调节性（免疫系统致敏）、自然环境中不存在、与其他物质无交叉反应，以及安全性。

斑秃的经典治疗目的是减少潜在的炎症。然而，局部接触性免疫疗法治疗斑秃后，毛发再生的确切机制尚不明确。现已提出了多种治疗机制，包括免疫调节[2]、CD4+ 与 CD8+ 淋巴细胞比值改变[3]、Th2 相关细胞因子诱导的 T 淋巴细胞抑制、淋巴细胞凋亡[4]、半抗原结合和抗原竞争[5]。多数学者认为，上述方法是将斑秃的炎症反应从针对毛囊转移到针对外源性化学致敏剂上。

三、适应证和患者的选择

使用局部接触性免疫疗法治疗斑秃可避免注射，这对斑秃儿童患者特别适合，并且为其他标准治疗失败的患者提供了另一种治疗选择。此外，局部免疫疗法可单独使用，或与其他局部或系统性治疗联合使用，如糖皮质激素或免疫抑制药。

局部接触性免疫疗法的最佳适用人群是重度斑秃患者，包括受累面积 > 50% 头皮面积的斑秃、全秃和普秃患者。

由于本治疗对特应性皮炎患者或皮肤敏感患者可能产生过于强烈的刺激，因此每一个即将接受本治疗的患者均应经过临床评估。对过敏原反应较小的患者，致敏剂可能不起作用。

在脱发面积小的斑秃患者中，致敏剂很难通过脱发斑片周围存留的毛发起作用，因此这类患者起效慢、治疗满意度差。

此外，使用局部致敏剂的患者必须积极主动、依从性好、能遵循长期治疗方案。本治疗还需要患者能定期随访，可以按复杂的使用说明自行操作（若自行治疗被推荐）。

四、致敏过程

一旦选择合适的局部致敏剂治疗斑秃，患者必须首先对该化学物质致敏。

虽然目前仍缺乏规范的致敏方法和致敏后的治疗方案，但临床常将致敏剂用于头皮的某个固定区域（通常是颈项部）。致敏时，通常用斑试器将高浓度物质外用在皮肤局部并持续 24～48h。理论上全身多个部位均可用于致敏，但由于头皮的表皮较厚、淋巴引流和免疫传输模式等特点，头皮不容易发生Ⅳ型超敏反应，因此头皮比前臂更常用于致敏。

大多数研究建议首次致敏 2 周后再次使用致敏剂，并且致敏成功后，治疗期间使用的浓度通常是能维持轻度刺激性皮炎的浓度，这个理想浓度可通过斑贴试验来选择。再次使用致敏剂的时间间隔从每周 1 次至每周 2～3 次。然而，由于致敏的变化不定和治疗方法不同，应明白其治疗结果和不良反应率也不可预测（图 8-1）。

局部接触性免疫疗法并不是对每个人都有效，但在宣告治疗失败前，建议患者应持续治疗 6 个月。

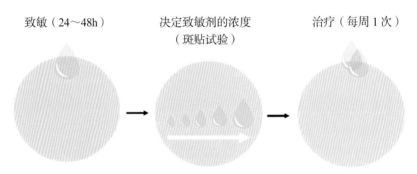

致敏（24～48h）　　　决定致敏剂的浓度　　　治疗（每周 1 次）
　　　　　　　　　　　（斑贴试验）

▲ 图 8-1　使用斑贴试验的致敏过程

五、致敏剂的选择

如上所述，要成为一种有效的致敏剂，该化合物至少应使 95% 的正常人致敏，并且易于获得和经济实惠。它不应与其他化合物有交叉过敏、有致突变性、易在科研或自然环境中存在。最重要的是，这种致敏剂不应该有明显的不良反应。

强效接触性过敏原，如二苯基环丙烯酮（diphenylcyclopropenone，DPCP）和方酸二丁酯（squaric acid dibutyl ester，SADBE），是斑秃接触性免疫疗法的首选化学物。总体而言，常规使用 2% DPCP 或 2%～3% SADBE 致敏的接触性免疫疗法方案仍然是斑秃的首选治疗[6]。

（一）二硝基氯苯

二硝基氯苯（dinitrochlorobenzene，DNCB）是最早使用的局部致敏剂。1976 年，首次报道了使用 DNCB 治疗成功的案例。2 例泛发型斑秃患者在治疗后有 1 例的受累头皮得到有效改善。虽然 DNCB 在某些病例中仍在使用[7]，但在 Ames 试验中它具有致突变性，因此已不再推荐使用。

（二）二苯基环丙烯酮

二苯基环丙烯酮（DPCP）也被称为双苯基环丙烯酮（diphencyprone，DPC），是全世界较常用的治疗儿童和成人斑秃的致敏剂。DPCP 最早于 1959 年被合成，1983 年 Happle 等首次描述了使用 DPCP 的接触性免疫治疗方案[8]。

如上所述，需要用 DPCP 进行首次致敏，即将 1% 或 2%DPCP 溶液用于一小片头皮或背部，使患者致敏（图 8-2）。2 周后，可以通过斑贴试验或序贯给药来确定理想的 DPCP 浓度。

斑贴试验：首次致敏 2 周后，分别用不同浓度的 DPCP（0.0001%、0.001%、0.01%、0.05%、0.1%、0.5%、1%）进行斑贴试验。选择能产生轻度红斑的浓度作为开始治疗的浓度（图 8-3）。

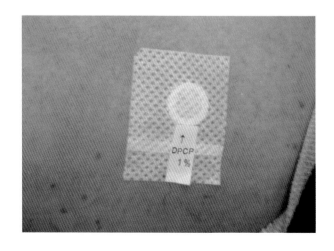

◀ 图 8-2　在背部，通过斑贴试验，用 1%DPCP 致敏

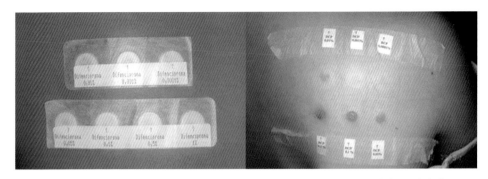

▲ 图 8-3　测试致敏后 DPCP 的理想浓度。用不同浓度的 DPCP 进行斑贴试验

　　序贯给药：使用能产生轻度红斑的浓度，每周 1 次或每周 2～3 次，并应随着治疗的进展增加浓度，以维持轻度红斑反应。

　　通常每周治疗 1 次或每 2～3 天治疗 1 次。然而，在不同的患者和医生中，使用的浓度和频次也有所不同。DPCP 溶液应在皮肤上停留 24h，然后洗掉。一旦致敏反应建立，每周应继续使用一定的剂量来诱发反应，直到有明显的毛发再生。用药的目的是维持轻度红斑和局部瘙痒，有时还会有淋巴结肿大（图 8-4）。然而，如果出现中度或重度皮炎，建议暂停治疗和（或）使用较低浓度的致敏剂来恢复治疗（图 8-5）。临床上，有些医生会先治疗一侧头皮，以

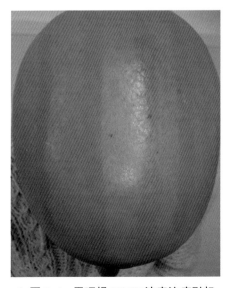

▲ 图 8-4　用理想 DPCP 浓度治疗引起的轻度红斑

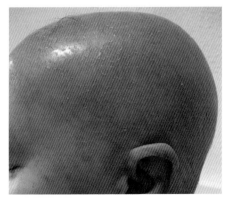

▲ 图8-5　治疗部位出现变应性接触性皮炎

便在毛发再生时区分是治疗效果还是毛发的自我恢复（图 8-6）。

一旦达到最大疗效，多数医生会减少治疗频率。对于毛发完全再生的患者，可以停止治疗。若随后出现复发，再次进行接触性免疫治疗也是有效的。

紫外线和热会导致 DPCP 降解。因此，它应与标准溶剂丙酮（强紫外线吸收剂）一起使用。由于 DPCP 在阳光下会降解，所以在涂药后的 24h 内应戴上帽子或假发将涂药区域覆盖起来，以确保能产生适当的反应。正因如此，DPCP 溶液应存放在暗处。

在治疗时，患者或医疗人员可将较低浓度的 DPCP 应用于患病区域。对于患者是否应被允许进行自我治疗，目前意见不一。然而，家庭式 DPCP 接触性免疫治疗可提高患者的依从性[9]。

对于最佳治疗方案目前仍有相互矛盾的报道，特别是关于首次致敏后出现湿疹反应的必要性。此外，湿疹反应经常被患者描述为不舒服、痛苦和不愉快的感觉。因此，Choe 及其同事[10] 最近发表了一项关于亚临床致敏的 DPCP 治疗改良方案，表明如果用 0.1% DPCP 致敏，并从 0.01% DPCP 开始治疗，随后根据治疗反应和不良反应情况缓慢增加浓度，可以有较好的治疗反应和减少不良事件的发生。

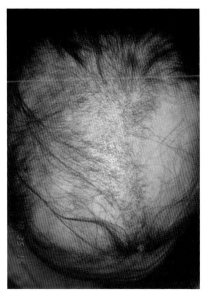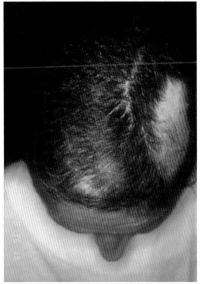

▲ 图 8-6　治疗部位现部分毛发再生

（三）方酸二丁酯

方酸二丁酯（SADBE）或方酸二正丁酯源自方酸，可用于斑秃的局部免疫治疗。无论对于儿童还是成年人，用 SADBE 进行接触性免疫疗法是一个相对安全、有效的替代治疗[11]。因为它不存在于自然环境中，并且 Ames 试验表明它无致突变性，不像其他局部致敏剂，如 DNCB，所以它是一种理想的过敏原。

SADBE 的致敏通常用 2% 方酸进行，时间间隔 2 周。在致敏时，通常用斑试器将高浓度的 SADBE 应用于局部。致敏 2 周后可开始自我治疗，使用 0.0001%、0.001%、0.01%、0.1%、1%、2%，甚至是 4% 的溶液。治疗方案类似于 DPCP。

在实际应用中，SADBE 还有一些缺点，如需要制冷，与较常用的接触性致敏剂 DPCP[12] 相比，SADBE 在丙酮中相对不稳定。此外，它是最昂贵的局部致敏剂。

据报道，SADBE 治疗斑秃不良反应的发生率为 15%～70%，包括局部和播散性湿疹反应、瘙痒、淋巴结肿大、少见荨麻疹。

理论上，对于 SADBE 和所有致敏剂来说，诱导临床上出现明显的过敏反应似乎是必需的。然而，Vedak 等[13] 最近报道，即使致敏后没有湿疹反应，也不预示着后续的 SADBE 治疗失败。

（四）蒽林或蒽三酚

蒽林（Anthralin）也称为蒽三酚（Dithranol），是一种合成的使性化学物质，广泛用于银屑病的治疗，也用于成人和儿童斑秃的治疗。即使其作用机制与 DPCP 和 SADBE 不同，严格来说并不认为它是接触性致敏剂，但仍然在本章中予以介绍。

蒽林被认为是通过其刺激性特性诱发刺激性接触性皮炎来使毛发生长，但其确切作用机制尚不清楚，猜测是通过产生自由基来起到抑制免疫和抗炎作用。此外，许多研究表明，蒽林可能是由于其通过抑制 DNA 合成与其强还原性在正常皮肤中发挥抗增殖和抗炎作用。

0.5%～1% 蒽林可过夜使用。在前 2 周，患者每天将 0.5%～1% 蒽林乳膏涂抹在秃发部位，并持续 20～30min，后逐渐增加蒽林的覆盖时间，直到出现轻度红斑和瘙痒后，即维持此接触时间并持续治疗 3～6 个月。

　　蒽林可暂时性的使皮肤变成棕黄色，但会永久性腐蚀衣物织物和其他材料，如陶瓷水槽。它还可引起局部烧灼感和刺激感（图 8-7）。

　　此外，蒽林可联合 DPCP 治疗单纯 DPCP 治疗无效的斑秃患者，其疗效显著。然而，联合治疗可能会有更多的不良反应[14, 15]。

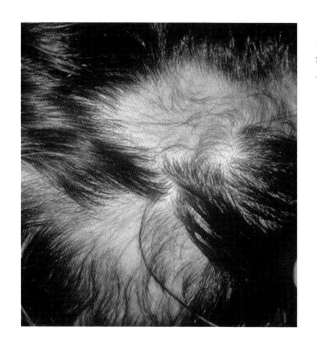

◀ 图 8-7　**患者接受蒽林治疗**
治疗区域有毛发生长，局部皮肤褐色改变可作为次要的作用

六、争议和不良反应

　　综上所述，局部接触性免疫疗法的治疗效果由在头皮上诱发变应性接触性皮炎所致。因此，患者在治疗过程中最常出现的不良反应有红斑、瘙痒、湿疹和淋巴结肿大。所以，在开始治疗前，患者必须对即将出现的轻到重度皮炎做好心理准备。给患者提供详细资料，说明这是什么药物，以及预期效果是怎样，将有利于治疗的开展。此外，还必须公开地跟患者说明，目前尚没有一种局部致敏剂获得 FDA 批准使用。

　　此外，要避免 DPCP 接触到身体的其他部位。每次使用时，患者和（或）医护人员均应佩戴手套，因为患者的伴侣或医护人员也可能致敏并发展为皮炎。

　　大多数湿疹样不良反应是轻到中度的，并随着治疗的暂停和（或）用较低浓度的致敏剂恢复治疗而好转。在某些情况下，开始时局部外用糖皮质激素和口服抗组胺药是有用的，且患者可为严重的皮炎做好准备，尤其是要自行在家使用时。

其他报道的不良反应包括有接触性荨麻疹、炎症后色素沉着及色素减退、多形红斑[16]、面部或眼睑水肿、发热、流感样症状、过敏反应[17]和白癜风（图 8-8）[18]。

在既往文献和临床实践中，对于不良反应的多样性有各种解释。如前所述，目前仍缺乏关于致敏方法，以及致敏后治疗的标准化方案。这包括致敏剂的使用方法、使用的量和浓度、致敏和后续治疗的体表面积，以及再次使用致敏剂的间隔时间。在某些情况下，致敏剂是按"滴数或毫升"计算，在其他情况下则是用饱和棉签计算，因此，实际使用量很难计算。

考虑到致敏剂通常是不受美国食品药物管理局监管的化学品，它们的配方和效能可能不一致。此外，一些使用的化学品，如 SADBE 或 DPCP，是相当不稳定的，需要冷藏及与特殊溶剂和添加剂配合才能保持效能；而且它们易被大气中的水分子部分水解，当使用乙醇而不是丙酮作为溶剂时，这种倾向更加明显。当我们考虑到上述所有变量，同时有些医生会自行配制溶液或从药店购买，以致治疗模式的标准化是相当困难的。

有关最佳治疗方案现仍有相互矛盾的报道，特别是关于首次致敏处理后出现湿疹反应的必要性。因此，为了降低或避免这些局部不良反应，有作者提出了不同的治疗方案，重点关注在致敏和治疗期间，通过亚临床反应来减轻湿

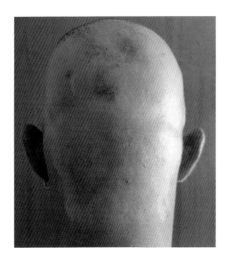

◀ 图 8-8　既往 DPCP 局部接触性治疗不良反应
残留白癜风样色素减退

疹反应，发现毛发再生效果并不差于习惯的常规方案，且不良反应发生率较低 [10, 13]，然而，这还需要更多的对比研究来评估疗效。

因此，在治疗过程中需要对患者进行仔细的监测，部分患者会因为上述某些不良反应而停止治疗，这也是治疗失败的原因之一。

然而，尽管接触性免疫治疗经常产生严重的不良反应，但它仍然是重型和慢性斑秃常用和有效的治疗方法之一 [6, 19]。

七、预防措施

因为接触性免疫疗法是一种未经许可的、使用非药物级别化学物的治疗方法，患者应充分了解治疗的性质，获得详细信息表并签字同意。如前所述，所有处理人员必须非常小心，避免接触过敏原，包括药剂师、医务人员和护理人员，以及患者的其他家庭成员。所有接触过敏原的人应该戴手套和围裙。目前没有关于接触性免疫疗法在妊娠期的安全性数据，但它不应该用于妊娠女性或计划妊娠的女性 [19]。

八、总结

斑秃是一种慢性、复发性、毛囊特异性的自身免疫性疾病，可导致非瘢痕性脱发。虽然斑秃的治疗方法很多，但其中最独特的是局部致敏疗法，这是一种广泛用于重型患者，如全秃和普秃患者的疗法。局部接触性免疫疗法为既往传统治疗失败及病情严重的患者提供了一个有吸引力的治疗选择。1976 年，Rosenberg 和 Drake 提出了局部接触性免疫疗法，它通过在斑秃患者的头皮（或眉毛）上使用强接触性过敏原来诱导和周期性诱发变应性接触性皮炎发挥治疗作用。不良反应如红斑、瘙痒、湿疹和淋巴结肿大，可伴随治疗出现。因此，在整个治疗过程中需要仔细监测患者。然而，尽管接触性免疫治疗的不良反应较频发，且有时候比较严重，但它仍然是治疗重型和慢性斑秃常用和有效的方法之一。

第9章 激光新技术在毛发疾病中的应用

Lasers and New Technologies in Hair Diseases

Giselle Martins Pinto Patricia Damasco **著**

张　美　译

一、低能量激光治疗

众所周知，红光和近红外激光可以促进组织修复、再生和刺激细胞活动。20 世纪 60 年代后期，匈牙利医生 Endre Mester 发现了低能量激光的生物学效应[1]。Mester 在获得了一台新发明的红宝石激光仪器后，开展了一系列激光照射实验性致癌作用的研究。然而，红宝石激光在研究中并没有发现存在治愈实验性肿瘤的效果，但 Mester 却发现激光治疗的动物皮肤切口与对照组相比愈合得更快，同时还发现受激光照射的皮肤区域内毛发与未受照射的相比生长速度更快[2]。他将这种现象命名为"激光生物刺激"，后来则成为众所周知的低能量激光疗法（low-level laser therapy，LLLT）[2]，也被称为光生物调节作用、红光疗法、冷激光和软激光[3]。国际上曾考虑使用术语"光生物调节"（photobiomodulation，PBM）来代替 LLLT，原因有三[4]。首先，low 和 level 这两个词含糊不清，无法准确定义。其次，人们逐渐接触到其他类型的光器件，如发光二极管（light-emitting diode，LED）和宽带光源。最后，为了能够理解涉及抑制生物过程的多种应用，术语"调节"（modulation）应该是比较恰当的[4]。

二、概述

激光发明之后，人们对应用这些设备治疗各种疾病产生了极大的兴趣，如伤口愈合、神经再生、关节疼痛缓解、脑卒中康复和预防、治疗黏膜炎等。LLLT 已有实验表明对皮肤病的治疗具有一定的疗效，包括炎症性痤疮、皮肤老化、白斑、增生性瘢痕和脱发[5]。

2007 年，激光梳（HairMax LaserComb®）（由位于佛罗里达州博卡拉顿的莱克星顿国际有限责任公司生产）获得了美国食品药品管理局（Food and Drug Administration，FDA）批准作为治疗男性雄激素性秃发（androgenetic alopecia，AGA）的安全疗法，2011 年获得 FDA 批准治疗女性 AGA[6]。在过去的几年中，越来越多的激光设备被用于治疗且价格不同，为患者提供了更多选择，包括在家庭中使用，可作为单一疗法或与其他疗法联合使用。

最常用的激光是红光和近红外光，波长范围为 500~1100nm（组织光学窗口），它们提供了 $1~10J/cm^2$ 的能量密度，功率密度为 $3~90mW/cm^2$ [5]。这些激光刺激生物反应，而不会产生热量、声音或振动。LLLT 不产生热效应，而是通过诱导细胞中的光化学反应起作用[7]。

（一）LLLT 及其可能的作用机制

关于 LLLT 促进毛发生长的作用机制尚不明确，因此存在不同的假说。LLLT 在细胞和组织水平上都发挥作用，而线粒体被认为是主要的光感受器。三磷酸腺苷（adenosine triphosphate，ATP）、活性氧、细胞内钙和一氧化氮（nitric oxide，NO）的释放增加，转录因子活化导致许多保护性、抗凋亡、抗氧化和促增殖基因的表达，从而促进毛发生长[7]。

此外，NO 被认为是一种有效的血管扩张药，可通过其影响环磷酸鸟苷（cyclic guanine monophosphate，cGMP）的产生。进而可以推测，LLLT 可能导致 NO 的光分解不仅来自细胞色素 C 氧化酶（cytochrome c oxidase，CCO），也来自细胞内储存，如亚硝基化形式的血红蛋白和肌红蛋白，导致血管舒张和血流量增加，这些在不同研究中均有所报道[8-10]。LLLT 已被证明可以调节炎症过程和免疫学反应，这也可能对毛发再生产生影响[5]。

目前大多数临床试验都是针对男性或女性 AGA 治疗。Leavitt 等首先对 LLLT 在 AGA 中的治疗效果进行了随机对照试验。2009 年[11]Hair Max Laser

Comb®在一项为期26周随机、双盲、设备控制的多中心研究中，招募了110例男性AGA患者接受LLLT或假设备治疗，每周3次，每次15min。研究发现LLLT治疗组的患者在整体毛发生长方面有显著改善，即脱发症状减轻、毛发更浓密、头皮更健康、毛发有光泽、有很好耐受性，两组之间的不良反应无显著性差异[11]。

Jimenez等进行的另一项HairMax激光梳随机对照多中心研究确定其有效。在该研究中，141例女性和128例男性AGA患者被随机分配接受LLLT或假设备治疗作为对照，在16周、24周进行评估，研究组与对照组相比终毛密度有所改善，具有统计学意义。患者脱发症状减轻，毛发明显变浓密，没有发现严重的不良反应[12]。

Kim等最近的另一项研究，评估了LLLT对男性型和女性型脱发的影响。40例受试者（14例女性和26例男性）参加了这项为期24周的随机、双盲、设备控制的多中心研究。患者居家使用LLLT或头盔类型的假设备治疗，将650nm激光与630nm和660nm LED相结合（总能量密度92.15mW/cm^2，47.90J/cm^2，持续18min）。治疗组平均毛发厚度和密度显著增加，不良反应无显著性差异[13]。

Lanzafame等完成了另一项双盲随机对照试验[14]，即44例男性AGA患者每隔1天进行1次含21个5mW激光器和30个LED[（655±5）nm，67.3J/cm^2，25min治疗]的头盔治疗，持续16周。与模拟光治疗对照组相比，研究组的终毛数量增加了35%[14]。Lanzafame等又进行了另一项类似的研究，评估655 nm的LLLT对女性AGA患者的疗效。47例患者被随机分配到研究组和对照组。与对照组相比，研究组的毛发数量增加了37%[15]。

在Mai-Yi Fan等进行的一项研究中，100例AGA患者参加了一项为期24周的双盲、自我对照研究。患者在头部一侧接受LLLT，对侧接受模拟光治疗，每周3次，每次30min，研究人员分别在12周、24周对患者毛发生长的研究者总体评估（investigators' global assessment，IGA）评分、全头皮拍摄和照片的毛发图像分析进行评估。与模拟光治疗区域相比，LLLT治疗区域中观察到的毛发厚度、数量、覆盖率和IGA有显著改善，治疗无严重不良反应[16]。

Faghihi等进行的一项随机、双盲病例对照研究，有50例患者被随机分为对照组和研究组。所有患者外用5%米诺地尔溶液，每日2次，每次2ml。此外，研究组的患者还在24周内接受每周2～3次，每次20min的LLLT治疗（使用具有10～50mW功率和785nm波长的LDU 8024PN/8024BN）。在第0个月（基线）、3个月、6个月、9个月、12个月评估患者毛发密度和直径的变化及其整体生长，以及对治疗的满意度。发现干预后研究组患者的满意度高于对照组。此外，研究组患者满意度与对照组相比有统计学差异[17]。

（二）毛发疾病的评估和管理

LLLT 已显示出治疗炎症性皮肤病的一些有效性。在苔藓样疾病中使用 LLLT 的文献综述表明，LLLT 是一种有效的治疗口腔扁平苔藓的方法，可以替代糖皮质激素。但很少有人研究 LLLT 治疗瘢痕性脱发的有效性，包括前额纤维化性脱发（FFA）和毛发扁平苔藓（LPP）。研究结果显示 LLLT 治疗可以减轻脱发症状和头皮炎症[18-20]。

Wikramanayake 等对斑秃（AA）C3H/HeJ 小鼠模型使用激光梳进行治疗的一项研究[19]结果显示毛囊数量增加，并且大多数毛囊炎症浸润减少，处于生长期。由于炎症浸润对毛囊生物学具有高度破坏性，多种细胞因子如 IFN-γ、IL-1α 和 IL-1β、TNF-α、MHC，以及 Fas 抗原和巨噬细胞迁移抑制因子均参与毛囊生长周期循环，所以 LLLT 对炎症调节作用可能在斑秃的治疗中起到重要作用[21]。

光生物调节作用（PBM）治疗斑秃的临床试验很少。Yamazaki 等使用 Super Lizer™ 进行了一项试验，这是一种直线偏振光的激光医疗仪器，可提供高输出（1.8mW）的红外线（600～1600nm）。斑片型斑秃患者每周或每 2 周使用 1 次，每次照射 3min，最多持续 5 个月，结果显示在 1.6 个月后，15 例接受照射的患者有 7 例（46.7%）患者照射区域毛发再生，显著早于非照射区域[22]。

（三）LLLT 设备

市场上大多数 LLLT 设备都是低功率红外线激光二极管，而有些设备除激光外还有 LED 光源，波长通常为 630～660nm[2]。由于 LED 的价格比激光二极管低，并且能够产生与激光相似的波长，所以可以作为 LLLT 设备的替代光源，但是 LED 具有更宽的输出峰值波长，且缺乏激光特有的相干性[7]。

这些设备可分为四大类，即手持激光梳、头带、帽子或头盔、固定头罩。设备中的每一个激光二极管发射出的能量之和，决定了将所需 $4J/cm^2$ 的能量输送到头皮所需的时间，大部分的设备通常为 10～20min[2]。居家治疗频次是每日 1 次或者每 2 日 1 次。表 9-1 中所示一些常用的 LLLT 设备，以及厂家提供的使用方法和光源参数。

表 9–1　LLLT 设备（FDA 批准）

型　号	类　型	使用频次	光　源	价格范围*
Theradome PRO LH80（Theradome Inc.）	头盔	每周 2 次，每次 20min	80 个激光二极管	$$$
CapillusUltra Laser Therapy（Capillus，Miami，FL）	帽子	每日 1 次，每次 6min	82 个激光二极管（总能量输出 410mW）	$$$
CapillusPlus Laser Therapy（Capillus，Miami，FL）	帽子	每日 1 次，每次 6min	202 个激光二极管（总能量输出 1010mW）	$$$$
CapillusPRO Laser Therapy（Capillus，Miami，FL）	帽子	每日 1 次，每次 6min	272 个激光二极管（总能量输出 1360mW）	$$$$
HairMax Ultima 9 Classic LaserComb（Lexington International，LLC）	梳子	每周 3 次，每次 11min	9 个激光二极管	$
HairMax Ultima 12 LaserComb（Lexington International，LLC）	梳子	每周 3 次，每次 8min	12 个激光二极管	$$
HairMax LaserBand 82，（Lexington International，LLC）	头带	每周 3 次，每次 90s	82 个激光二极管（总能量输出 1230mW）	$$$
RegrowMD Laser Cap，（Lexington International，LLC）	帽子	每周 3 次，每次 30min	272 个激光二极管（总能量输出 1088~1632mW）	$$$
iRestore Essential，iRestore Hair Growth System	头盔	每周 3 次，每次 25min	51 个激光器和 LED	$$
IGrow Hair Growth System（Apira Science）	头盔	每周 3 次，每次 25min	21 个激光二极管和 30 个 LED	$$
iRestore Professional，iRestore Hair Growth System	头盔	每周 3 次，每次 25min	282 个激光器和 LED	$$$
Illumiflow Laser Cap	帽子	每周 3 次，每次 30min	148 个激光二极管（总能量输出 740mW）	$$
NutraStim Laser Comb	梳子	每周 3 次，每次 8min	12 个激光器	$

*. 以价格位数代表价值范围

　　与帽子或头罩相比，激光梳或头带的优点在于梳子的齿部可以分开头发，让光线更好地穿透到毛囊，因为头发能阻碍光线的穿透，尤其是浓密的黑发。帽子和头盔可以全头皮覆盖。优点是使用时候方便，不需要手持，而且光线均

匀分布在整个头皮上。

固定头罩通常用于临床治疗，激光分布在面板中，可以保证头皮的每个区域都能得到均匀的照射（图 9-1）。Sunetics International（美国内华达州拉斯维加斯）是一种完全覆盖头皮的激光二极管（波长为 650nm，总能量输出为535mW）设备[23]。建议前 3 个月内每周 2 次，后 3 个月每周 1 次，每次 20min。Apira Science Revage 670 有 30 个激光二极管（670nm，总能量输出 120mW），围绕头部旋转 180°。前 6 周每周 2 次，后 16 周每周 1 次，每次 30min。

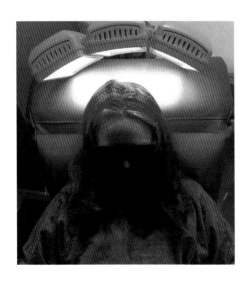

◀ 图 9-1　低能量激光治疗

（四）LLLT 安全性和相关不良反应

LLLT 的不良反应发生率非常低，常见反应有头痛、瘙痒、烧灼感和红斑[13]。Hughes 等[24] 报道了一例使用低能量激光帽后发生前额和头皮的急性银屑病型接触性皮炎病例，可能是由于帽子的织物所致。LLLT 治疗是非常安全的，不良反应的发生率非常低。

三、剥脱性和非剥脱性点阵激光

选择性光热解理论可以特定选择照射目标发色团，同时最大限度地减少对相邻组织结构的损伤，从而使激光治疗更加安全[25]。

激光主要分为两类，即剥脱性和非剥脱性激光（ablative and non-ablative

laser)。剥脱性激光对表面引起不同深度的损伤。然而，由于表皮完全汽化，真皮发生不同程度的凝固性损伤，所以愈合时间延长，治疗带来的风险明显增高[26]。相比之下，非剥脱性激光通过保持皮面的完整性，同时伴随表皮降温冷却处理，进行真皮激光照射治疗[26]，降低治疗风险。需要注意的是，剥脱性激光和非剥脱性激光可能会产生真皮层较大的热损伤区域，最微小热损伤区域可通过激光光斑大小定义[27]。

此外，还有一个重要术语"点阵激光理论"，即选择性光热解理论的一种新变化，是能量的宽度、深度和密度受控下产生的微治疗区（microscopic treatment zone，MTZ）（图 9-2）[27]。

点阵激光理论是由 Manstein 等于 2004 年所提出，受控的温热区域和组织损伤后，周围环绕着未受损的活的表皮和真皮对微治疗区迅速修复[27, 28]。点阵式光热解理论的概念是由 Huzaira 等于 2003 年首先提出[29]。点阵激光可减少并发症的发生，以及更少的停机时间和更高的使用频率。Manstein 等在部分换肤中发现，皮肤修复机制是经表皮将处理过的坏死皮肤输送到角质层后，在很短的时间内脱落[28]。在这个过程中，退化的真皮组织被合并到碎片柱中输送到表皮，

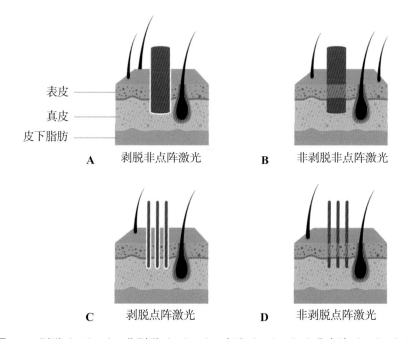

表皮
真皮
皮下脂肪

A 剥脱非点阵激光   **B** 非剥脱非点阵激光

C 剥脱点阵激光   **D** 非剥脱点阵激光

▲ 图 9-2　剥脱（A 和 C）、非剥脱（B 和 D）、点阵（C 和 D）和非点阵（A 和 B）激光

称之为显微表皮坏死碎片（microscopic epidermal necrotic debris，MEND）[30, 31]。通过周围"正常"或未经处理的皮肤帮助，使快速愈合过程（3～7 天）成为可能 [28]。激光治疗后真皮胶原重塑至少持续 3 个月 [31, 32]。非剥脱性点阵激光在 2005 年进入市场，随后是剥脱性点阵激光。

点阵激光可用于治疗许多皮肤问题，如痤疮、黄褐斑、皱纹、增生性瘢痕和瘢痕疙瘩。迄今为止，在脱发患者中使用的测试激光包括钕：钇铝石榴石（Nd:YAG 1064nm）、铒玻璃点阵激光（1550nm）、CO_2 点阵激光、铒：钇铝石榴石（Er:YAG 2940nm）点阵激光和铥激光（1927nm）。

四、非剥脱性点阵激光

非剥脱性点阵激光（non-ablative fractional laser）也被认为是通过在真皮中产生微小的热柱来刺激毛发生长，其引起的创伤和伤口较轻微且易于愈合 [27]。

（一）铒玻璃点阵激光（1550nm）

第一个被批准用于临床的点阵激光设备是铒玻璃点阵激光器（Fraxel® SR750 laser Reliant Technologies，Mountain View，CA），其可在 1550nm 波长下工作，以水为发色团，工作深度为 0.4～2.0mm，造成热损伤而不破坏组织 [28, 33]。可使用的光斑有 7mm 和 15mm 两种尺寸，MTZ 密度设置范围为 125～320 MTZ/cm^2，新器械的密度可以由医生决定，最终的治疗密度与治疗表面积的百分比相关，取决于 MTZ 设置和激光通过次数。根据所使用的脉冲能量（6～70mJ），在皮肤中产生宽度为 81～180μm、深度为 300～1400μm 及以上的显微治疗区 [27]。

由于非剥脱性点阵激光具有温和与安全的特性，通常用于改善皮肤质地、轻至中度皱纹、痤疮瘢痕，以及因老化过程和阳光照射引起的色素沉着 [31]。由于非剥脱点阵激光能最大限度地减少对组织损伤和黑素细胞的刺激，从而降低皮肤色素沉着的风险，并且对肤色较深的患者也相对安全。

非剥脱铒玻璃点阵激光 1550nm 已被评估用于治疗女性和男性雄激素性秃发及斑秃，相较于其他激光，它能更有效地穿透头皮并且不会引起出血。使用点阵近红外激光，穿透深度和伤口大小容易控制，同时创伤口看不到且不出血 [34]。

据推测点阵激光作为创伤源头，可增加血流量、细胞因子和生长因子的表达，以及对干细胞和（或）真皮乳头细胞的刺激 [35, 36]；然而，真正的机制尚不明确。小鼠模型已经证明，在轻微创伤和随着伤口愈合后，毛囊也可以从非毛囊干细胞中新生[32]。根据 C3H/HeN 小鼠的动物研究表明，1550nm 铒玻璃点阵激光通过增加 Wnt5a / β– 连环蛋白信号诱导毛发进入生长期以促进毛发生长[35]。

最近的研究表明，铒玻璃激光的点阵光热作用可以使毛囊提前结束休止期进入生长期，从而阻止雄激素性秃发和斑秃的临床进展。通过延长毛发生长周期，从而刺激毛发生长并改善毛发状况[37]。

虽然不同研究的结果不尽相同，但大多数都显示毛发厚度与生长期 / 休止期的值增加有关。毛发密度或毛发生长速度的临床改善也与此相关。因此结果表明，低通量和高密度的非剥脱性点阵激光（NAFL）照射可以通过促进毛囊休止期到生长期的转变来影响毛发的生长[32]。

由于尚未确定对脱发的最佳激光参数，研究人员基于其他初步实验结果的激光参数，使用 5～15mm 光斑、5～15mJ 脉冲能量和 150～800 点 /cm² 的静态密度。通过次数为 1～10 次，其疗程数量为 5～23 次，间隔为 1～2 周或更多（表 9–2、图 9–3 和图 9–4）。需要注意的是，激光治疗的能量水平过高或使用超过推荐的频率，可能会刺激纤维化改变而使脱发加重[37]。

表 9–2　铒玻璃点阵激光（1550nm）

设　备	参　数
Quanta System SPA DNA Laser Technology（非剥脱性铒玻璃点阵激光 1540nm）	7mm 光斑：6mJ 脉冲能量，1Hz 频率
Palomar Medical Technologies, Inc., Burlington, Massachusetts, US/Starlux（非剥脱性铒玻璃点阵激光 1540nm）	15mm 光斑：5～10mJ 脉冲能量，15ms，1～2 次，密度为 320MTZ/cm²
ResurFX（非剥脱性铒玻璃点阵激光 1550nm）	15～20mJ 脉冲能量，100～200MTZ/cm²，2 次
Fraxel, Solta Medical, Hayward, CA（非剥脱性铒玻璃点阵激光 1550nm）	7mJ 脉冲能量，密度为 120MTZ/cm²
MosaicTM Laser/Lutronic Corporation, Goyang, Korea（非剥脱性铒玻璃点阵激光 1550nm）	6～8mJ 脉冲能量，每次密度为 300 个点 /cm²，2 次

不良反应包括治疗后短暂的轻度红斑、轻度疼痛和烧灼感，以及可能发生毛干断裂。然而，大多数情况下患者不会抱怨。多数激光换肤相关的并发症与激光类型无关，而是与皮肤损伤的深度有关，而皮肤损伤深度又与通过次数过多、密

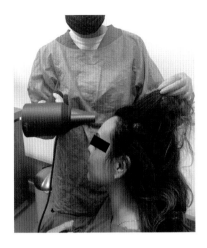

◀ 图 9-3　使用非剥脱性点阵激光（**1550nm**）之前，必须先将头发吹干

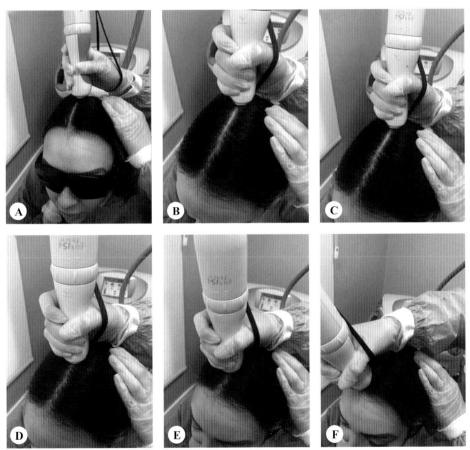

▲ 图 9-4　头发必须在额顶区分成 **5～7** 条平行线；探头必须覆盖这些线的区域（我们建议重叠区域**≤30%**）

度（每个区域的微观热损伤数量）、脉冲持续时间和使用的能量密度有关。

激光治疗与传统治疗相结合，如局部米诺地尔和全身用药相结合，可能对毛发再生产生协同作用[36]。

（二）铥激光（1927nm）

非剥脱性铥激光产生波长为 1927nm 的水发色团，与 1550nm 铒玻璃激光相比，铥激光对水的吸收系数约为其 10 倍，因此只能穿透约 0.2mm[33]。

Cho 等进行的一项研究虽然不适合单独证明点阵铥激光治疗的功效，但支持使用点阵铥激光作为局部药物治疗的传递工具[38, 39]。

同一小组进行的另一项研究表明，这种激光导致毛发密度和直径增加超过基线，并且铥激光和局部生长因子联合使用与单独使用激光相比有统计学意义的增加。研究表明在任何治疗方式下都没有出现皮肤瘢痕或毛囊破坏[38, 39]。毛发密度和直径在 1～4 个月的随访中呈下降趋势，再次表明一旦停止治疗，可能会失去原有的治疗效果[38]。

由于对脱发的最佳激光参数尚未确定，初步实验建议能量为 5～6mJ，每周1 次，持续 12 周。维持治疗剂量是必要的，但目前还尚未确定。

（三）长脉冲钕：钇铝石榴石（Nd:YAG 1064nm）

Yalici-Armagan 和 Elcin 最近测试了斑秃患者在激光脱毛时出现的反常毛发生长理论[40]。Nd:YAG 激光设置在最低的通量水平装置（$10J/cm^2$）脉冲持续时间为 30ms，以 2～8 周的间隔应用于第一个斑秃斑片，共 2～3 个疗程。然而，治疗斑片和对照斑片之间最终平均毛发数量的差异（使用数字毛发图像分析）没有统计学意义，治疗贴片和对照贴片的初始和最终平均毛发数量之间没有统计学意义增加。由于毛囊的热弛豫时间为 20～100ms，因此作者设想 30ms 的脉冲持续时间可能不足以诱导反常的毛发生长[40]。

五、剥脱性点阵激光

针对 CO_2 和 Er:YAG 剥脱性点阵激光（ablative fractional laser）也已被研发出来，试图实现使用传统剥脱激光观察到的临床结果。与既往讨论过的激光不同，这些设备除对真皮造成不同深度的热损伤外，还会引起表皮的热损伤。

表皮和真皮消融的结合会导致更强烈的伤口愈合反应及伴随真皮纤维化，即快速和显著的临床效果是可以通过剥脱与非剥脱设备来实现。

剥脱性点阵激光是较新的激光，可减少治疗之间的停机时间，并且比非剥脱性点阵激光更安全，现已被用于治疗皮肤紧致、光损伤、萎缩性痤疮瘢痕、色素沉着和色素减退瘢痕。剥脱性 CO_2 点阵激光和剥脱性 Er:YAG 点阵激光是目前从业者最常使用的剥脱性点阵激光。

（一）铒：钇铝石榴石激光（Er:YAG 2940nm）

剥脱性 Er:YAG 2940nm 点阵激光于 1995 年首次被用于毛发修复治疗，最近被认为与小鼠模型中的毛发再生有关 [37]。与 CO_2 激光类似，Er:YAG 2940nm 激光的发色团是水。Er:YAG 激光通过上调 β– 连环蛋白和 Wnt10b 通路，促进毛发周期从休止期过渡到生长期从而促进毛发生长 [37, 41]。

动物模型研究表明，接受激光治疗的毛发生长期的开始明显早于对照组患者，而激光组的生长期和退行期之间的时间段明显缩短 [42]。因此，使用剥脱性 Er:YAG 2940nm 点阵激光可以使毛发再生，因为毛囊更快地完成了生长周期 [37]。虽然这项研究是在小鼠身上进行的，但结果强烈支持在人类受试者中进行进一步的检验，确认这种激光对人体的疗效至关重要，应进行大样本的随机对照试验。

由于尚未确定脱发的最佳激光参数，所使用的初步实验中最常见的激光参数是 15～40mm 光斑、1200mJ 脉冲能量、通过次数为 1～2 次，治疗次数为 3 次，间隔为 1 周 [41]。

不良反应包括治疗后短暂的红斑、轻度疼痛、烧灼感和色素减退。

（二）CO_2 激光（CO_2 10 600nm）

剥脱性 CO_2 点阵激光的波长为 10 600nm，可有效靶向水分子，使其成为消融皮肤表面的绝佳选择。Bae 等于 2015 年对剃毛小鼠的研究中表明 CO_2 点阵激光治疗 AGA 的潜在用途 [33, 42]。

与 1550nm 铒玻璃激光中观察到的类似，发现 CO_2 激光会导致 Wnt10b 和 β– 连环蛋白的上调，这是已知的与毛发生长有关的通路 [33]。

临床上，CO_2 激光能够增加毛发密度和发干直径，结合米诺地尔或外用生长因子可以增加药物吸收而获得更好的效果。

使用的激光参数为 10～60mJ/cm²，75～100 个点 /cm²，2 次通过，疗程数量为 1~6，间隔为 2~8 周[45]。

尽管剥脱性激光的功效和安全性所被众所周知，据报道严重并发症的发生率很低，但即使是经验丰富的专业人员也可能会导致患者出现不良反应。虽然并发症通常很少见，但是必须与所有接受剥脱性激光治疗的患者沟通好可能会出现的不良反应（如红斑、水肿、中度瘙痒、局部热感和渗出区域）[45]。

总之，有研究表明，单独使用点阵激光治疗可以帮助患有雄激素性秃发和斑秃患者的毛发生长。

剥脱性 CO_2 点阵激光与非剥脱性铒玻璃和铥激光都已被使用在人体试验中，但只有非剥脱性铒玻璃和铥激光被证明对毛发生长有效[33]。然而，在小鼠或人类研究中没有对不同激光类型进行比较，因此需要额外的研究来测试这些变量。

虽然毛发再生的机制尚不完全明确，但已经表明不同类型的点阵激光会诱导 Wnt10b 和 β- 连环蛋白表达，这些途径与毛发生长有关[35]。血管再生和伤口愈合的微环境可能通过刺激毛囊干细胞发挥作用，诱导生长期的延长。此外，几项研究表明，局部辅助治疗可增强激光的生发作用[35]。

理想的治疗持续时间和疗程之间的间隔仍然存在争议。在初始诱导阶段进行积极干预可能有好处，然后是较少频率的干预作为维持阶段。在这些研究中可看到的毛发生长改善的短暂性，以及频繁激光治疗的成本可能是让许多患者望而却步的原因[33]。

一个观点是使用激光设备单独递送药物或与其他治疗（如富血小板血浆和微针）联合递送。2019 年 Cohen 提出激光和 PRP 的联合应用[46]。

六、射频

点阵微针射频（fractional radiofrequency microneedling，FRM）是最近推出的一种微创技术，它通过绝缘体微针机械穿透表皮，将射频能量以点阵模式直接导入深层靶组织，同时引起机械性损伤和射频热损伤[47]。据报道，与基于光的设备相比，通过在特定的深度创建受控热区，并可能影响更深的组织，该技术可有效治疗各种皮肤病[48]。根据治疗参数，它可能会破坏毛囊结构完整性，影响终末毛囊、凝固毛囊上皮和毛囊周围组织结构[49]。

可能的作用机制是 Wnt10b 和 β- 连环蛋白通路的激活，与热损伤相关的伤口还可以通过增加血流量、毛囊血管化、炎症细胞和细胞因子等诱导毛发再生[50]。

在 Yu 等进行的一项随机、自身头皮对照试验中，招募了 19 例男性雄激素性秃发患者。患者的一半头皮接受 5% 米诺地尔外用，每日 2 次，单药治疗；而在另一半头皮上，将 5% 米诺地尔外用，每日 2 次，并且与 5 次点阵微针射频（FRM）相结合，FRM 间隔 4 周（表 9–3）。研究发现与单一疗法相比，联合疗法在毛发数量和毛发厚度方面都有更显著的改善[48]。

表 9–3　点阵微针射频

设　备	BodyTite，中国重庆德马光电技术有限公司
参　数	功率 12W，微针穿透深度 1.5mm，脉冲持续时间 300ms

该治疗没有发生严重不良事件。在 FRM 治疗期间，患者对疼痛耐受良好，观察到的不良反应包括短暂的轻度红斑和点状出血。在 FRM 治疗的部位没有发现毛干的侵蚀或断裂[48]。

第 10 章　微针[❶]
Microneedling

Rachita S. Dhurat　Sanober Burzin Daruwalla　**著**

柳小婧　**译**

　　微针（microneedling，MN）是一种相对较新的微创技术，通过用微型细针滚动对皮肤进行浅表可控的针刺。微针指直径为微米的针，可单个或多个，可以穿透皮肤的表皮和真皮浅层。微针技术可用于各种美容、治疗及诊断。该技术主要用于诱导胶原增生以治疗面部瘢痕和使皮肤年轻化，目前其应用范围已拓展至刺激毛发生长，以及治疗药物和疫苗的经皮给药。

　　微针的美容功能包括治疗寻常痤疮、痤疮瘢痕、使皮肤年轻化和刺激毛发生长，诊断应用主要指从皮肤中提取生物样本。微针的治疗功效包括药物或生物制剂的局部或全身递送，如递送流感疫苗、脊髓灰质炎疫苗、糖尿病药物、肽类等[1]。

一、微针的历史

　　微针的概念可以追溯到几个世纪前，中国人将针灸引入西方。Martin S. Gerstel 和 Virgil A. Place 首先发明了使用微针用于药物递送，同时该概念首次在美国被报道，并于 1971 年 5 月 17 日申请专利（1976 年 6 月 22 日授予专利）[1]。而"微针"一词由 Henry 等于 1998 年提出，从那时起，该技术在工艺和设备方面不断发展[2]。

　　Orentreich 于 1995 年报道了真皮针刺以亚切割方式用于治疗皮肤瘢痕，1997 年整形外科医生 Camirand 独立报道了使用没有墨水的文身枪来消除术后

---

❶ 本章原著层级疑有误，已修改

瘢痕的张力[3, 4]。德国发明家 Liebl 和整形外科医生 Fernandes 分别于 2000 年和 2006 年自行设计了一种的鼓形装置，装有多根突出的细针，并将其用于经皮胶原诱导，微针技术自此逐渐成形[5, 6]。而 Dhurat 等于 2013 年首次报道微针用于刺激毛发生长[7]。

二、微针的分类

微针可以根据组成材料、应用领域、制造工艺和设计等分为几大类（图 10-1）。

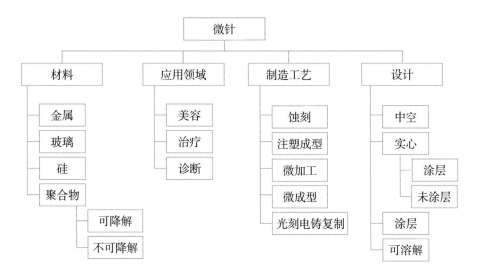

▲ 图 10-1　微针的分类（组成材料、应用领域、制造工艺和设计）

三、微针设备

临床医生用于美容和治疗的微针设备主要分为手动和自动两类（图 10-2）。

传统的微针设备 Dermaroller®（Dermaroller GmbH，Wolfenbüttel，Germany），是在 Desmond Fernandes 医生原有设备基础上做了改进，这是第一个微针产品，也是美容治疗中常用的微针设备之一。标准滚针包括一个 12cm 长的手柄和一个 2cm × 2cm 的宽鼓形圆柱体，鼓上装有 192 个微型针，排列成 24 个环（图 10-3B）。针的长度为 0.5～3mm，基底直径为 0.1～0.25mm，可根据治疗需求进

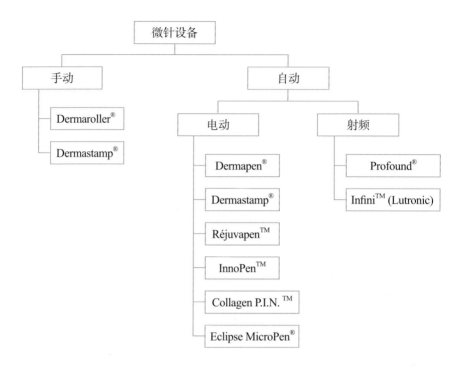

▲ 图 10-2　不同的微针设备

行合适的选择。针刺的微孔可到达真皮乳头层，具体取决于滚动时施加的压力[1]。自微针技术问世以来，该技术已经从手动滚轮设备演变为自动化设备，其中一些设备具有射频技术，称为微针射频（microneedling with radiofrequency，MNRF）。Dermapen®（Dermaroller GmbH，Wolfenbüttel，Germany）是一种点阵微针设备，带有 12 个装有弹簧的电动针头，以低速（每分钟 412 圈）或高速（每分钟 700 圈）对皮肤进行脉冲式盖章样针刺（图 10-3A）。这种方法解决了医疗专业人员或患者在应用微针时压力不均的问题[1]。

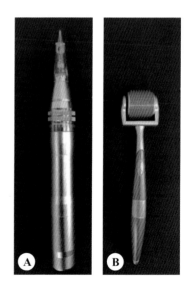

▲ 图 10-3　两种微针设备
A. DermaPen；B. Dermaroller

四、微针的作用机制

微针穿刺可在不损坏表皮的情况下造成可控的皮肤损伤。这些微损伤导致极小的浅表出血，继发伤口愈合的级联反应，释放各种生长因子。伤口愈合是各种细胞、细胞外基质（extracellular matrix，ECM）、细胞因子和生长因子之间复杂而动态的相互作用过程[8]。微针在伤口愈合阶段中的作用简述如下。

（一）炎症期

炎症期的特征是毛细血管通透性增加和细胞迁移至损伤部位。组胺、白三烯和前列腺素引起血管舒张，导致毛细血管渗漏[3]。中性粒细胞首先在损伤部位浸润，随后是单核细胞和淋巴细胞[4]。在转化生长因子 -β（transforming growth factor-β，TGF-β）、ECM、补体颗粒和血清因子等作用下，中性粒细胞迁移，单核细胞转化为巨噬细胞。中性粒细胞释放蛋白酶以消除变性的 ECM 成分，TGF-β、PDGF、IL-1，以及其他细胞因子和生长因子等介导中性粒细胞向损伤组织迁移。单核细胞进入创伤组织时，在 TGF-β、ECM、补体颗粒和血清因子等作用下转化为巨噬细胞。后者能清除组织内碎片和微生物，并释放多种重要的因子，如 FGF、TGF-β、PDGF 和 EGF，进而启动肉芽组织的形成[9]。

（二）增生期

炎症期后伤口愈合进入增生期，此阶段主要特征为上皮再生、血管生成和纤维增生。表皮修复开始于 TGF-α 刺激角质形成细胞迁移和增殖，随后发生新生上皮分化和基底膜修复。肝素结合 EGF 样生长因子作为 EGF 家族受体的配体可调节角质形成细胞迁移和皮肤伤口愈合[10]。巨噬细胞释放的细胞因子如 TGF-β、FGF 和 VEGF 等可调节内皮细胞增殖从而促进血管生成[11]。

（三）伤口收缩期

在真皮组织损伤后，伤口收缩很快发生，并在初始损伤后的 2 周内达到峰值[10]。在肉芽组织形成过程中，成纤维细胞开始转化为肌成纤维细胞，这在伤口收缩中起主要作用。伤口收缩显著促进伤口闭合。IL-4 促进成纤维细胞分化，诱导基质合成[12]。

（四）组织重塑期

初始损伤后，组织重塑会持续 6～24 个月。此阶段的特征为 ECM 成分重新组成，血管退化和肉芽组织重塑。在重塑过程中，Ⅲ 型胶原蛋白被新合成的 Ⅰ 型胶原蛋白取代[13]。肉芽组织胶原蛋白被取代，新的胶原蛋白不断合成，从而形成 ECM。PDGF 和 TGF-β1 负责生成 ECM 的主要成分如胶原蛋白和纤连蛋白。TGF-β1 抑制 MMP 的合成导致胶原纤维的不断聚集。在重塑阶段，巨噬细胞和血小板释放的 EGF 主要刺激成纤维细胞分泌 MMP。

对于微针造成的微损伤，在刺激毛发生长中的作用如下[14-17]。

1. 血小板活化释放血小板衍生生长因子、表皮生长因子，启动皮肤损伤再生机制。

2. 滚针引起的伤口愈合环境中毛囊隆突部位的干细胞被激活。

3. 毛发生长相关基因如血管内皮生长因子、β- 连环蛋白、Wnt3a 和 Wnt10b 过表达。

Wnt 信号通路在毛囊形态发生、毛干分化和毛囊周期中起关键作用[18]。Wnt/β- 连环蛋白信号通路的激活不仅对毛发形态发生启动和维持，而且对于毛囊再生和毛干生长都很重要[19, 20]。Wnt3a 和 Wnt10b 均介导经典 Wnt 信号通路，从而维持 β- 连环蛋白的稳定性[21]，特别是 Wnt10b 可显著促进增殖并维持毛发发生促进能力[17]。

宾夕法尼亚州费城 Kligman 实验室的一组研究人员发现，在分子水平上，损伤后毛囊新生是可能的，类似于胚胎毛囊发育，新形成的毛囊也会正常增殖并生成毛发和皮脂腺[22]。Andy Goren 及其同事进行的研究揭示了微针后磺基转移酶水平的上调。

除了上述机制外，微针还可能存在其他作用机制。2010 年，Liebl 提出微针可用于治疗慢性伤口。他推测，微针主要作用机制可能包括跨上皮电位（transepithelial potential，TEP）和皮肤电池[23]。进行微针时，为了引发期望的反应，每平方厘米的皮肤需接受约 200 个针刺。针刺渠道周围的细胞很可能将重复发生的针刺视为新的（重复的）伤口刺激，因此处于持续活动状态，形成细胞间电解质中的极化电磁场（electro-magnetic field，EMF）。EMF 刺激周围细胞的 DNA 表达。这种趋电性的表观遗传 DNA 信息导致损伤区域上皮细胞和内皮细胞的能动性增强，进一步增加生长因子的基因表达，促进愈合[24]。

五、微针与纤维化

临床医生普遍认为反复微针可能导致纤维化，这可能损害毛囊或进一步促进雄激素性秃发发展。而男性型秃发的毛囊微小化被认为是结缔组织鞘病理性纤维化的结果 [25]。Whiting 的一项研究显示，70% 的男性雄激素性秃发存在炎症或纤维化（或两者并存）[26]。因此，了解 TGF-β 家族在毛囊周期中的作用至关重要。

TGF-β 家族包括 3 种异型，即 TGF-β1、TGF-β2 和 TGF-β3。TGF-β1 通过抑制角质形成细胞的生长来抑制毛发生长；TGF-β2 通过抑制细胞增殖或诱导毛母质角质形成细胞的凋亡诱导鼠和人毛囊进入退行期；TGF-β3 可诱导上皮细胞黏附，对毛发生成没有影响 [27]。

Zeitter 等使用微针设备对有或没有皮肤护理的动物模型进行单次和重复皮肤针刺。转化生长因子 β 的基因表达芯片检测显示，在 1mm 针刺后 TGF-β1 和 TGF-β2 表达下调。重复针刺组 TGF-β2 表达显著下调（下调 40 倍），TGF-β1 仅轻微下调，而 TGF-β3 表达有所增加 [28]。此外，TGF-β1 是促纤维化因子，而 TGF-β3 是抗纤维化因子。TGF-β1 和 TGF-β2 下调而 TGF-β3 上调表明重复微针可减少愈合过程中瘢痕形成，从而有利于健康头皮环境的形成。

六、微针作为一种药物递送系统

微针最近已被用作一种有效的经皮给药手段。任何物质的有效透皮递送受特定分子特性如分子量、亲脂性、电荷和真皮浓度的影响。"500Da 法则"为一个通用规则，即分子量<500Da 的分子可有效通过角质层 [29]。

这些分子需要屏障处理或药物 / 载体修饰，即主动或被动转运方法，穿透皮肤屏障。主动转运方法包括热（如激光和射频）、电（如离子导入法和电穿孔）和机械（如微针、压力注射器和超声导入法）。被动转运方法包括优化配方技术，如脂质体和类脂质体，此外，还有化学增强剂、低共熔混合物和前药修饰等 [30]。

微针是临床中常用的主动转运方法之一。为药物递送而制造和研发的微针有各种类型，如实心、涂层、可溶解型、中空和水凝胶等（图 10-4）。涂层型、可溶解型、中空型等修饰性微针可有效递送药物。涂层型微针通过其"涂层和戳刺"

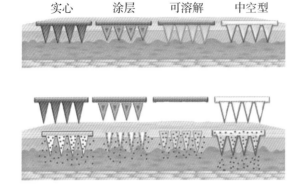

◀ 图 10-4 用于经皮给药的各种微针类型

特性增加了给药量，通常用于透皮贴剂（如尼古丁、镇痛药和阿片类药物）。同样，溶解型微针通过其双相性，以及"戳刺和释放"特性递送激素等药物[31]。肽和蛋白质等大分子的透皮递送需要专门的微针，如穿孔皮肤并放置载药贴片，将蛋白质封装在可生物降解的微针中并穿孔皮肤，蛋白质涂层实心微针穿孔皮肤，通过空心微针注入蛋白质液体[32]。

临床医生常通过微针渠道递送富血小板血浆（platelet-rich plasma，PRP），这种做法是错误的。作者所在小组经研究发现，文身墨水（<500Da）通过微针递送会出现渗透不足或深度不够[36]。药物渗透的重要决定因素除分子量低（如文身墨水）外还包括其他因素，如亲脂性、电荷和分子在真皮的浓度。此外，微针滚动产生的深度有限。皮肤科手术中常用的微针是简单的、无涂层的微针，针长为 1.5mm，而微针刺入皮肤的深度是针体长度的 1/3。在 PRP 中的所有生长因子的分子量都在 kDa 以上（表 10-1）[33, 34, 35]。

PRP 是亲水性的，不能通过富含脂质的疏水性角质层。因此，PRP 中的生长因子无法以最佳浓度渗透到所需的深度[36]。

表 10-1 PRP 中不同生长因子的分子量

PRP 中生长因子	分子量（kDa）
血小板衍化生长因子 –AB	26.4
血小板衍化生长因子 –BB	24.3
血管内皮生长因子 121、血管内皮生长因子 189	18、26
成纤维细胞生长因子 2	18

度他雄胺可通过微针设备使用，其分子量为 528Da，为生物药剂学分类系统 Ⅱ 类药物，logP 值为 5.09，具有高度的膜渗透性和亲脂性[36]。作者的方法是掰开度他雄胺胶囊取内容物，用微针作为药物递送系统，称为"度他雄胺微针"（MNDT），这样做是因为外用度他雄胺作为美塑疗法在印度未获得许可。

七、微针操作步骤

微针是一种简单的门诊操作，持续 15～20min。操作前必须对患者进行知情同意，并解释预期结果、反应和多次就诊的需要。通常在操作时不会对有毛发的头皮使用局部麻醉药，因为术前擦掉麻醉药非常麻烦。当然根据患者可能的疼痛耐受性，可以使用局部麻醉乳膏。治疗前，用乙醇和碘伏清洁待处理区域以确保无菌，选择 1.5mm 长的微针在治疗区域以垂直、水平和对角线方向做线性滚动约 15～20 次，直到出现轻度红斑。

许多临床医生发现很难在长发上滚动微针设备，尤其是女性（图 10-5），以下是作者的一些实用性提示（图 10-6）。

- 将头发分开，并用非惯用手的两个手指固定。
- 用惯用手握住设备，就像握铅笔一样握住手柄远端 1/3 处，并在两个手指之间的区域（发缝）多个方向滚动设备。
- 沿头发分开方向移动手指以确保沿整个发缝长度覆盖头皮。
- 为获得最佳效果，下一条发缝应接近前一条发缝。

a. 像握笔一样轻轻握住滚轮。

b. 用微针手柄端分开头发。

c. 将手指形成 V 形固定分开的头发。

d. 如图 10-6C 所示，在头皮上垂直滚动微针 15～20 次。

e. 如图 10-6D 所示，在头皮上水平滚动微针 15～20 次。

滚针之后外用促进毛发生长的溶液。这项操作每周 1 次，持续 12 周[38]。每周 1 次的治疗可诱导毛发生长相关基因的表达，10 周期后可观察到最佳的毛发生长[17]。

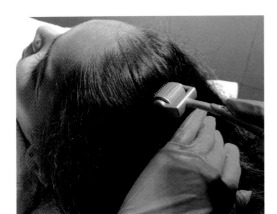

◀ 图 10-5 未分开头发不正确的微针方式

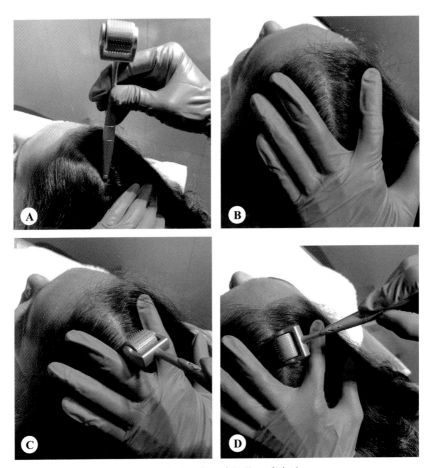

▲ 图 10-6 使用滚针的正确方法

A. 用滚针的手柄端将头发分开；B. 以非惯用手的示指和中指以 V 形固定头发；
C. 沿垂直方向滚动；D. 沿水平方向滚动

八、微针促进生发的临床研究

Dhurat 等对 100 例男性雄激素性秃发（AGA）患者进行了一项随机研究。微针组每周 1 次微针治疗，联合外用 5% 米诺地尔洗剂，每日 2 次，另一组仅给予 5% 米诺地尔洗剂，分别在基线和治疗结束时（第 12 周）对 1cm^2 的目标区域（用文身墨水标记）进行毛发计数。他们得出的结论是，微针与米诺地尔联合使用在促进男性 AGA 毛发生长方面优于仅使用米诺地尔，差异有统计学意义。

Kim YS 等应用小鼠模型研究了由微针形成的重复微损伤对毛发生长和毛发生长相关基因的影响。他们分别使用长度为 0.15mm、0.25mm、0.5mm 和 1mm 的微针，重复 3、6、10 和 13 个周期，得出的结论为，0.25mm/10 个周期和 0.5mm/10 个周期是微针促进毛发生长的最佳参数 [17]。

2016 年，Farid 等针对 40 例女性 AGA 患者，比较微针联合 PRP 美塑疗法与 5% 米诺地尔单一疗法对毛发生长的作用。微针 /PRP 组每月接受 1 次治疗，持续 6 个月，具体方法为沿头皮垂直注射 1ml PRP 后，在该区域使用 0.5mm 长度微针滚动直到观察到轻微红斑。然后再外喷 1ml PRP 溶液，再进行一次滚针。治疗后两组的毛发数量均显著增加，微针 /PRP 组的毛发数量平均增加（5.05 ± 27.95）根 /cm^2，而米诺地尔组为（16.05 ± 11.83）根 /cm^2，但这种差异无显著性（P=0.239）[39]。

作者推测未得出显著性差异的可能原因如下。

1. 如果每周重复 1 次微针，可增强与毛发生长相关的基因，进而促进毛发生长 [17]；注射到头皮中的 1ml PRP 不足以提供足够浓度的生长因子。

2. 局部头皮外用 PRP 不能通过微针的孔道有效渗透 [36]。

Yu 等进行了一项随机、对照、半头试验，研究了点阵射频微针（radiofrequency microneedling，FRM）联合外用 5% 米诺地尔治疗 19 例患有男性型脱发的中国男性的疗效和安全性。受试者半边头皮外用 5% 米诺地尔，每日 2 次，而另一半头皮外用 5% 米诺地尔，每日 2 次，联合每 4 周 1 次的 FRM，共 5 次治疗。与单一疗法相比，联合疗法侧在毛发数量（P=0.01）和毛发厚度（P=0.02）方面有显著性改善 [40]。

Bao 等针对 60 例中国男性 AGA 患者进行了一项为期 24 周、随机、评估者单盲的比较性研究，以评估微针联合外用 5% 米诺地尔洗剂的疗效。60 例患者分为 3 组，每组 20 例。第 1 组仅使用 5% 米诺地尔；第 2 组行微针治疗，每

2 周 1 次，共 12 次；第 3 组在微针治疗期间每天外用 2ml 5% 米诺地尔洗剂。在研究中局部外用 5% 米诺地尔为每日 2 次，每次 1ml。研究得出结论，微针联合外用 5% 米诺地尔促进毛发生长的疗效最好 [41]。

Chandrashekhar 等使用微针和局部外用曲安奈德成功治疗了 2 例难治性斑秃患者。治疗方法为在滚针治疗前后分别于病灶处外用 10mg/ml 曲安奈德，每 3 周治疗 1 次，共 3 次。

九、结论

过去的几年中出现了很多新的治疗手段，其中微针是一种相对较新的微创操作，通过用微小细针滚动对皮肤进行浅表和可控针刺，可通过多个途径诱导毛发再生。目前，许多新的微针理念不断涌现，期待它们在未来大有所为。

第 11A 章　新口服药物：口服 JAK 抑制药治疗斑秃

Emerging Oral Treatments: Oral JAK Inhibitors for Alopecia Areata

Jared Marc John　Rodney Sinclair　著

景　璟　译

一、概述

斑秃（alopecia areata，AA）是一种慢性自身免疫性脱发疾病，可以导致严重的容貌损害并对患者健康造成有害影响，这种影响可能与疾病严重程度无关 [1]。早期干预治疗对阻止疾病进展和逆转脱发至关重要。针对斑秃目前仍没有持久改善或永久缓解的治疗方法 [2]，也没有获得美国食品药品管理局（FDA）批准的药物 [3]。现有的治疗措施往往不尽如人意，功效不确切，并且可能引起严重的不良反应 [1,2,4]。

二、斑秃的发病机制

通过斑秃动物模型实验及小鼠和人类全基因组关联研究，近 20 年来斑秃的关键发病机制已被阐明 [5,6]。生长期毛囊的免疫赦免破坏导致 CD8$^+$ NK 受体 2D（NKG2D）阳性的 T 细胞攻击毛囊，导致毛发生长周期阻滞（图 11A–1）[7,8]。这些细胞引起持续的干扰素（interferon，IFN）–γ 效应和几种 γ 链细胞因子的上调，包括白细胞介素（interleukin，IL）–2、白细胞介素 –15 和 IFN–γ，进而驱动细胞毒活性并持续作用，最终导致毛囊萎缩（图 11A-1）[2, 6, 9]。

三、JAK-STAT 信号通路

临床一个重要进展是发现阻断一个共同的细胞内信号转导通路可以逆转小鼠斑秃的进展，即 Janus 激酶 / 信号转导及转录激活因子（JAK-STAT）信号通路[6]。JAK 家族是由四种胞内酶（JAK1、JAK2、JAK3 和 TYK2）组成的家族，它们磷酸化各种胞质受体上的位点，通过激活下游 STAT 靶点以促进 DNA 转录和基因表达（图 11A-2）[8, 11]。细胞对 IFN-γ 和 IL-15 的反应分别通过 JAK1/JAK2 和 JAK1/JAK3 介导[2]。

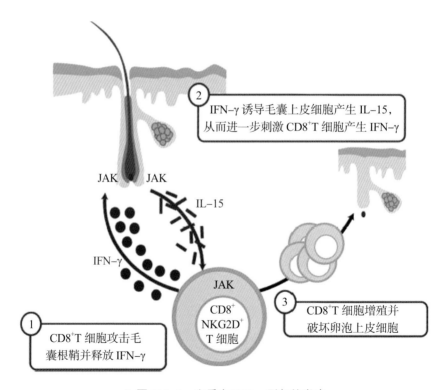

▲ 图 11A-1 斑秃中 IFN-γ 引起的炎症

CD8⁺T 细胞定位于毛球并释放 IFN-γ，进而诱导毛囊上皮细胞产生 IL-15，一种 CD8⁺T 细胞的激活药。IL-15 刺激 IFN-γ 的产生，并通过级联放大的反馈环路维持炎症反应。活化的 CD8⁺T 细胞攻击毛囊并导致脱发。细胞因子信号通过 Janus 激酶介导。IFN. 干扰素；JAK. Janus 激酶；IL. 白细胞介素（经许可转载，引自 Howell 等[10]）

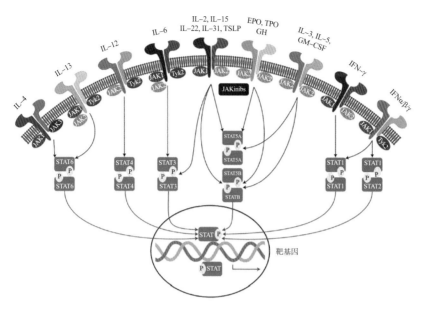

▲ 图 11A-2　**JAK-STAT 信号通路被许多不同配体激活**

受体活化后，Janus 激酶磷酸化下游 STAT 蛋白成为二聚体并转移到细胞核内激活靶基因。EPO. 促红细胞生成素；GH. 生长激素；GM-CSF. 粒细胞巨噬细胞集落刺激因子；IFN. 干扰素；IL. 白细胞介素；JAK. Janus 激酶；JAK inibs.Janus 激酶抑制药；STAT. 信号转导及转录激活因子；TPO. 血小板生成素；TSLP. 胸腺基质淋巴细胞生成素；TYK. 酪氨酸激酶（经许可转载，引自 Howell 等 [10]）

四、JAK 抑制药

皮肤科 Janus 激酶（Janus Kinase，JAK）抑制药的临床研究主要集中于银屑病，并且已经取得了令人印象深刻的成果 [1, 12]。在斑秃的治疗中，JAK 抑制药能消除 IFN-γ 引发的效应 [4, 6]，并通过刺激毛囊干细胞和上调血管内皮生长因子促进血管新生，从而促进毛发再生 [13]。

JAK 抑制药托法替布（Tofacitinib）靶向抑制 JAK3/JAK1 而不是 JAK2 和 TYK2。目前已被 FDA 批准用于治疗类风湿性关节炎、银屑病性关节炎和溃疡性结肠炎。芦可替尼（Ruxolitinib）是一种经 FDA 批准用于治疗骨髓纤维化、真性红细胞增多症和移植物抗宿主病的 JAK1/JAK2 抑制药。巴瑞替尼（Baricitinib）是一种经 FDA 批准用于治疗类风湿性关节炎的 JAK1/JAK2 抑制药 [4, 8, 12]。其他 JAK 抑制药正处于皮肤病的不同临床试验阶段（表 11A-1）。

表 11A-1　JAK 抑制药及其靶点与皮肤科临床试验

名　称	靶　点	皮肤科适应证	临床试验
Abrocitinib	JAK1	特应性皮炎、银屑病	Ⅲ期
Baricitinib	JAK1/ JAK2	斑秃、特应性皮炎、银屑病	Ⅲ期
Delgocitinib	JAK1/ JAK2/ JAK3/ TYK2	斑秃、银屑病	Ⅱ期
Filgotinib	JAK1	皮肤型红斑狼疮	Ⅱ期
Itacitinib	JAK1/ JAK2	瘙痒症、银屑病	Ⅱ期
Lestaurtinib	JAK2/ FLT3/ TRKA	银屑病	Ⅱ期
Peficitinib	JAK1/ JAK2/ JAK3/ TYK2	银屑病	Ⅱ期
Ruxolitinib	JAK1/ JAK2	斑秃、特应性皮炎、银屑病、白癜风	Ⅲ期
Solticitinib	JAK1	银屑病	Ⅱ期
Tofacitinib	JAK1/ JAK2/ JAK3	斑秃、特应性皮炎、银屑病、白癜风	Ⅳ期，FDA 批准
Upadacitinib	JAK1	特应性皮炎	Ⅲ期
ATI-501	JAK1/ JAK3	斑秃	Ⅱ期
ATI-502	JAK1/ JAK3	斑秃、白癜风	Ⅱ期
BMS-986165	TYK2	银屑病	Ⅲ期
CTP-543	JAK1/ JAK2	斑秃	Ⅱ期
GSK2586184	JAK1	银屑病	Ⅱ期
INCB054707	JAK1	化脓性汗腺炎	Ⅱ期
PF-06651600	JAK3	斑秃、白癜风	Ⅱ期、Ⅲ期
PF-06700841	JAK1/ TYK2	银屑病	Ⅱ期
PF-06826647	TYK2	银屑病	Ⅱ期

五、不良事件

　　最常见的不良事件（adverse event，AE）是上呼吸道感染，其他不良事件还包括泌尿系统感染、带状疱疹和单纯疱疹，以及一些轻度症状，如消化道症状、头痛、痤疮、乏力、体重增加、皮脂溢出、贫血、中性粒细胞减少和

血小板减少 [1-3, 11, 14, 15]。少数患者出现甘油三酯升高、胆固醇升高、肝功能转氨酶升高和肌酐升高。这些症状或异常大部分是一过性的，自行缓解或经过治疗可以完全恢复 [2, 3, 6]。虽然 JAK 抑制药具有免疫抑制特性，其引起肿瘤的风险与改善病情的抗风湿药（disease-modifying anti-rheumatic drug，DMARD）类似 [16]。在增加 JAK 抑制药暴露的情况下，肿瘤的总体发生率和种类维持稳定 [16, 17]。

六、口服托法替布

托法替布是第一个也是研究最广泛的用于皮肤疾病的 JAK 抑制药。托法替布治疗斑秃最早于 2014 年报道，此后有一些开放研究和病例报道发表（表 11A-2）[18]。研究报道托法替布治疗成年人和儿童斑秃的总有效率大约为 75%，超过一半的患者治疗后 SALT 评分的改善≥ 50%（图 11A-3）。两项大型研究发现，斑片型斑秃和匐行型斑秃患者对 JAK 抑制药的治疗反应比全秃和普秃更敏感 [3, 19]。复发常常发生在托法替布停药 3～6 个月后 [3, 20]。当托法替布剂量逐渐减少后，也观察到了斑秃的复发 [21]。

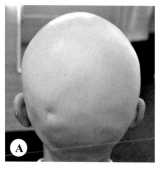
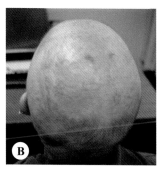
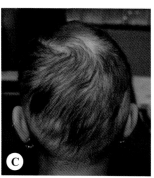
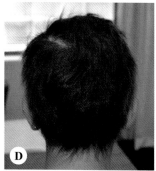

◀ 图 11A-3　18 岁斑秃 / 全秃患者口服托法替布的反应，既往给予环孢素、泼尼松和米诺地尔均无效

A. 口服托法替布 1～2.5mg，每日 2 次，第 18 周无效；
B. 托法替布加量至 5mg，每日 2 次，第 10 周出现反应；
C. 第 14 周毛发持续再生；
D. 托法替布加量至 5mg，每日 2 次，第 24 周毛发完全再生。合并用药：克拉霉素 250mg、每日 1 次，米诺地尔 1mg、每日 1 次

表 11A-2　口服托法替布治疗斑秃、全秃和普秃的报道总结

作者，日期	文章类型	样本量	患者人口统计数据	诊断	病程	剂量	结果*
Anzengruber, 2016[22]	病例报道	1	男，51岁	普秃	2年	5mg bid	-
Castelo-Soccio, 2017[23]	病例系列	8	12—19岁	普秃	1~12年	5mg bid	++
Cheng, 2018[24]	病例系列	11	3男8女，21—58岁	全秃，普秃	2~11年	5mg qd 至 11mg bid	-, +, ++, +++
Craiglow, 2014[18]	病例报道	1	男，25岁	普秃	23年	5mg bid 至 15mg qd	+++
Craiglow, 2017[25]	病例系列	13	12—17岁	斑秃、全秃，普秃	1.5~15年	5mg bid 至 15mg qd	-, +, ++, +++
Craiglow, 2019[26]	病例系列	4	1男3女，8—10岁	全秃，普秃	0.6~1.5年	5mg qd 至 bid	-, ++, +++
Dhayalan, 2016[27]	病例系列	3	2男1女，20—40岁	普秃	未知	5mg bid 至 15mg qd	-/+
Erduran, 2017[28]	病例报道	1	女，23岁	普秃	9年	5mg bid 至 15mg qd	+++
Ferreira, 2016[29]	病例报道	1	男，38岁	普秃	10年	5mg bid	+++
Gordon, 2019[30]	病例报道	1	女，44岁	斑秃	5年	5mg bid	-
Gupta, 2016[31]	病例报道	2	男，42岁/未知	普秃	1~32年	5mg bid	++
Ibrahim, 2017[32]	病例系列	13	1男12女，20—60岁	斑秃、全秃，普秃	5~54年	5~12.5mg bid	-, +, ++, +++
Jabbari, 2018[33]	开放性研究	12	4男8女，18—52岁	斑秃、全秃，普秃	3~34年	5~10mg bid	-, +, ++, +++
Jabbari, 2016[34]	开放性研究	1	女，40岁	斑秃	5年	5mg bid	+++
Kennedy Crispin, 2016[3]	开放性研究	66	31男35女，19—65岁	斑秃、全秃，普秃	0.5~43年	5mg bid	-, +, ++, +++
Kim, 2017[35]	病例报道	1	女，28岁	普秃	8年	5mg bid	+++

（续表）

作者，日期	文章类型	样本量	患者人口统计数据	诊断	病程	剂量	结果*
Liu, 2017[19]	病例系列	90	40男50女，18—70岁	斑秃、全秃、普秃	2~54年	5~10mg bid, ±泼尼松	-, +, ++, +++
Morales-Miranda, 2019[36]	病例系列	4	2男2女，13—19岁	斑秃、全秃、普秃	9~15年	5mg bid	+, ++
Morris, 2018[37]	病例报道	1	男，22岁	普秃	5年	5mg bid	+++
Mrowietz, 2017[38]	病例报道	1	女，20岁	普秃	2年	10~15mg qd	+++
Park, 2017[20]	病例系列	32	16男16女，18—54岁	斑秃、全秃、普秃	1~35年	5~10mg bid	-, +, ++, +++
Patel, 2018[39]	病例系列	2	2男，17—40岁	普秃	4~16年	5mg qd 至 5mg bid	++, +++
Salman, 2017[40]	病例报道	1	男，25岁	普秃	未知	5mg bid	-, +, ++, +++
Scheinberg, 2017[41]	病例系列	4	2男2女，20—60岁	普秃	2~10年	5mg bid	-
Serdaroglu, 2019[21]	病例系列	63	33男30女，18—62岁	斑秃、全秃、普秃	1~40年	7.5~10mg qd	++, +++
Shivanna, 2018[42]	开放性研究	6	3男3女，22—35岁	全秃	0.5~15年	5~10mg bid	-, +, ++,
Vu, 2017[43]	病例报道	1	男，44岁	斑秃	4年	5mg qd	+

*+++. ≥90%毛发再生；++. 50%~89%毛发再生；+. 5%~49%毛发再生；-. <5%毛发再生；+. 毛发再生或减量过程中复发；-/+. 不确定
bid. 每日两次；qd. 每日一次

七、口服芦可替尼

口服芦可替尼也显示出相似的有效率（表 11A–3）。有报道显示，1 例高剂量托法替布治疗无效的患者口服芦可替尼 10mg，每日 2 次，获得毛发完全再生 [44]。复发情况同样类似，在停药 3 个月左右或芦可替尼减量至 <20mg/d 发生 [45, 46]。有 1 例斑秃患儿在芦可替尼减量至 10mg，隔日 1 次时，病情仍有缓解好转 [47]。

表 11A–3　口服芦可替尼治疗斑秃、全秃和普秃的报道总结

作者，日期	文章类型	样本量	患者人口统计数据	诊　断	病　程	剂　量	结　果*
Harris，2016 [48]	病例报道	1	男，35 岁	斑秃	19 年	20mg bid	+
Liu，2019 [44]	病例系列	8	4 男 4 女，14—57 岁	斑秃、全秃、普秃	0.5～5 年	10～25mg bid	–，+++
Mackay–Wiggan，2016 [45]	开放性研究	12	5 男 7 女，平均年龄 43.7 岁	斑秃	未知	20mg bid	–，+++
Peterson，2020 [47]	病例报道	1	男	全秃	8 月	10～20mg bid	+++
Pieri，2015 [49]	病例报道	1	男，38 岁	普秃	4 年	15mg bid	+++
Ramot，2017 [50]	病例报道	1	男，33 岁	普秃	11 年	20mg bid	++
Vandiver，2017 [46]	病例系列	2	2 女，45—59 岁	全秃、普秃	14 个月至 10 年	10～30mg qd	+++
Xing，2014 [6]	开放性研究	3	未知	斑秃	未知	20mg bid	+++

*+++. ≥ 90% 毛发再生；++. 50%～89% 毛发再生；+. 5%～49% 毛发再生；–. <5% 毛发再生或减量过程中复发；–/+. 不确定
bid. 每日两次

八、口服巴瑞替尼

有 2 篇病例报道显示口服巴瑞替尼治疗斑秃获得毛发完全再生。其中 1 例是 60 多岁的女性普秃，有原位黑素瘤病史，口服巴瑞替尼 4mg，每日 1 次，在

治疗的 8 个月期间未发生不良事件或黑素瘤复发[51]。

九、结论和专家意见

尽管迄今为止缺乏高质量的研究证据，但口服 JAK 抑制药仍被认为是治疗斑秃安全有效的选择，目前所研究的各种 JAK 抑制药疗效无显著差异[1]。托法替布的常规治疗剂量为 5～10mg，每日 2 次，使用更高剂量的患者毛发再生速度加快，不良事件没有增加[19, 20, 32]。根据目前的文献，服用托法替布 5mg，每日 2 次，是一种有效的斑秃治疗措施，但如果有需要，可以增加至 10mg 或更多，每日 2 次。芦可替尼服用 15～20mg，每日 2 次，巴瑞替尼口服 4～11mg，每日 1 次，都能显著促进毛发再生。对于肾功能或肝功能不全的患者，或同时服用细胞色素 P_{450}（cytochrome P_{450}，CYP）CYP3A4 和 CYP2C9 抑制药（如酮康唑和克拉霉素）的患者，托法替布和芦可替尼都需要减少剂量[52]。巴瑞替尼不经过 CYP 系统代谢，而是通过肾脏排泄[9]。

在开始使用 JAK 抑制药治疗之前，建议对所有患者进行全面的实验室检查。检测项目包括血常规、血清生化、空腹血脂、乙型肝炎病毒（HBV）和丙型肝炎病毒（HCV）血清学、人类免疫缺陷病毒（HIV）血清学和结核病筛查[15]。建议从开始治疗 1 个月进行随访，然后每 3 个月进行 1 次[53]。恶性肿瘤史、免疫抑制和血液系统疾病不是 JAK 抑制药治疗的绝对禁忌证，但应谨慎使用。医生应告知患者治疗后整体感染的风险增加，特别是上呼吸道感染、机会性感染和结核病等潜在感染被重新激活[15]。

长期 JAK 抑制药治疗可能需要维持治疗反应。在报道的案例中，使用 JAK 抑制药治疗后促进毛发再生的平均时间为 2.2 个月，使用 JAK 抑制药治疗毛发完全再生的平均时间为 6.7 个月[1]。因此，建议在治疗 3 个月左右进行初始疗效评估。

停药后的高复发率表明需要维持治疗来缓解病情。为了深入佐证目前的研究结果，确定最佳斑秃治疗方案，最大限度地降低治疗中断后的斑秃复发，未来需要进一步开展更大规模的患者队列研究并延长随访时间。

第 11B 章　新口服药物：口服米诺地尔治疗雄激素性秃发

Emerging Oral Treatments: Oral Minoxidil for Androgenetic Alopecia

Jared Marc John　Rodney Sinclair　著

曹　蕾　王　磊　译

一、概述

雄激素性秃发（androgenetic alopecia，AGA）是一种复杂的脱发疾病，其特征是雄激素和遗传因素所致模式化分布的进行性毛囊微小化（图 11B-1）[1, 2]。不论男女，AGA 都是最常见的脱发形式，脱发开始于青春期后不久，随着时间的

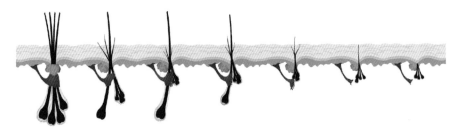

▲ 图 11B-1　毛囊单位逐渐微小化导致了 AGA 的发生（从左到右）

次级毛囊在循环雄激素的影响下开始微小化。立毛肌（arrector pili muscle，APM）失去了对退化中次级毛囊的附着，但仍附着在初级毛囊上。随着疾病的发展，毛囊单位的微小化和APM 的脱离可延伸到其他剩余的次级毛囊。初级毛囊最终受到影响，APM 附着完全丧失。当整个毛囊单位发生微小化时，秃发就发生了。同样的微小化和肌肉损失模式一直持续到所有毛囊单位都受到影响（经许可转载，引自参考文献 [7]）

推移逐渐加重 [3, 4]。正常的雄激素水平足以导致遗传易感个体发生脱发 [4]。

　　AGA 在临床上表现为男性型脱发（male pattern hair loss，MPHL）和女性型脱发（female pattern hair loss，FPHL）。男性会出现双侧颞部发际线后移、额部毛发弥漫性变稀疏和顶部脱发，而女性会出现进行性脱发增多，以及前额上部和（或）前额中部毛发弥漫性稀疏 [2-4]。MPHL 和 FPHL 都会对生活质量产生负面影响，造成心理困扰和社会功能受损 [5, 6]。脱发需要及时治疗，因为及时治疗对于阻止脱发进一步发展比刺激毛发再生更有效 [3]。此外，毛囊微小化逆转的可能性随着时间的推移而降低 [2]。

二、米诺地尔

　　米诺地尔（Minoxidil）是一种哌啶嘧啶衍生物和强有力的外周血管扩张药，最初于 20 世纪 70 年代研发，用于治疗严重难治性高血压，剂量为每日 10～100mg[3]。外用米诺地尔是美国食品药品管理局批准的治疗 AGA 仅有的两种药物之一，另一种是口服非那雄胺 [4]。它是一种前药，通过毛囊外毛根鞘（outer root sheath，ORS）中的磺基转移酶转化为其活性形式米诺地尔硫酸盐 [3]。米诺地尔硫酸盐通过其血管舒张特性增强头皮灌注，并上调血管内皮生长因子（vascular endothelial growth factor，VEGF），有助于维持毛乳头血管系统和毛发生长 [1, 4]。作为一种钾通道开放药，它通过启动和延长生长期（从而缩短休止期和延迟退行期）促进毛发生长，但其具体机制尚不完全明确 [1, 3, 4]。

　　外用米诺地尔作为 AGA 的一种治疗方法已被广泛使用了 30 多年，但缺乏疗效、依从性差、刺激性 / 过敏性接触性皮炎和生产成本是该疗法的常见障碍 [8]。口服米诺地尔不常用，主要是因为在标准剂量下可观察到不良反应。然而，最近的证据表明，极低剂量的口服米诺地尔对男性和女性 AGA 治疗同样有效（图 11B-2）。

三、口服米诺地尔的临床研究

　　一项针对 100 例 FPHL 患者的病例研究显示，每日口服米诺地尔 0.25mg，服用 12 个月，几乎所有参与者的毛发密度都有显著改善且脱发减少 [2]。在另一项回顾性研究中，41 例男性 AGA 患者每日口服米诺地尔 2.5～5mg，至少持续

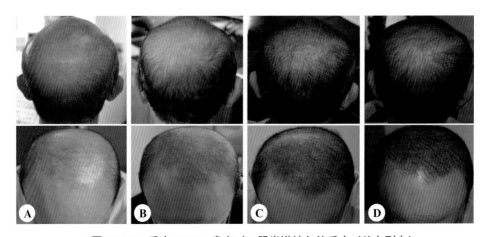

▲ 图 11B-2　重度 MPHL 患者对口服米诺地尔的反应（从左到右）
A. 基线，患者开始每天服用 1mg 米诺地尔；B. 3 个月时；C. 17 个月时，米诺地尔剂量增至
每日 2.5mg；D. 28 个月时，合并用药，增加非那雄胺每日 0.25mg

6 个月，其中 37 例临床症状有所改善，11 例患者显著改善 [9]。在随后对 25 例
男性 AGA 患者进行的一项研究中，也得到了类似的结果，该研究使用了低得多
的剂量，即每日 0.25mg [10]。一项随机试验比较了 50 例 FPHL 患者每日外用 5%
米诺地尔 1ml 和每日口服米诺地尔 1mg 的情况，发现 24 周时两组间毛发密度
增加无显著差异。然而，口服米诺地尔患者的脱发情况明显降低 [11]。

四、不良事件

报道的不良事件与剂量有关，包括多毛症、胫前水肿和体位性低血压。然
而，所有病例均为轻度，耐受性良好，未导致治疗中断。治疗期间平均血压没
有显著变化 [2, 9-11]。

五、米诺地尔疗法的优化

在不增加米诺地尔剂量的情况下，研究人员已经探索了多种策略来改善治
疗反应。米诺地尔的临床疗效很大程度上取决于外毛根鞘中磺基转移酶的生物
活性 [12-14]。最近的一项初步研究发现，微针治疗可增加 MPHL 患者头皮中该酶

的活性 [15]。也有研究发现，外用维甲酸可上调磺基转移酶的活性，小剂量口服阿司匹林则下调该酶的活性 [16, 17]。

　　口服米诺地尔在进入体循环之前经历广泛的首过葡萄糖醛酸化 [18]。舌下给药绕过肝脏代谢，因此与口服给药相比提高了生物利用度。一项有关评估低剂量舌下含服米诺地尔（0.45～0.9mg）有效性及安全性的研究发现，与既往口服米诺地尔的研究相比，64 例 MPHL 及 FPHL 受试者在治疗 12 个月后，毛发密度改善，脱发减少，不良反应发生率较低 [19]。

六、结论和专家意见

　　尽管缺乏强有力的研究，但是口服米诺地尔对不耐受或不能坚持外用米诺地尔的患者来说是一种安全合理的选择。不论男女，每日服用米诺地尔 0.25mg 便可见到临床效果，但男性患者和起效慢的患者可能需要更高剂量。它可以作为单一疗法或与其他 AGA 药物和辅助疗法一起使用提高疗效。口服米诺地尔的不良反应轻微，且与剂量有关。舌下给予米诺地尔可增加其生物利用度，且不会增加不良反应的风险。

　　通常在 3～6 个月时能够观察到临床效果 [2]，但是，治疗应该像慢性病一样无限期地继续下去，因为停止治疗可能会由于毛囊对米诺地尔产生依赖，而在 4～6 个月诱发休止期脱发 [3, 4]。此外还应提醒患者，在治疗的最初几个月内，由于休止期的毛囊被诱导进入生长期，休止期的毛发提前脱落，因此可能会出现短暂的脱发增加 [4]。

第12章 美塑疗法：度他雄胺、米诺地尔、维生素

Mesotherapy: Dutasteride, Minoxidil, Vitamins

David Saceda　Claudia Bernárdez　著

赵　俊　译

一、美塑疗法的基本原理

美塑疗法（mesotherapy）是一种将活性物质直接注射到期望其作用的部位的技术，也称为皮内疗法，其并非为特定的治疗，而是指一种给药方法[1]。"mestherapy"这个词来源于希腊语 meso（中间的）therapeia（治疗），表示药物应该注射的深度。支持注射活性物质的观点是，假设局部外用这些物质会产生很差的效果，因为对真皮的渗透力差或因部分物质在皮肤表面即分解[2]。

法国医生 Michel Pistor 首次对该技术进行了描述，他在耳聋患者耳周局部注射普鲁卡因，观察到部分患者听力改善，同时颞下颌关节和皮肤炎症病变也有改善[3]。在皮肤病学和毛发学中，使用糖皮质激素注射治疗局部炎症性皮肤病和脱发，美塑疗法已被长期应用。然而，在过去的10年中，从医学美容学和皮肤病学领域观察到，与支持其益处的科学数据相比，美塑疗法的名声和宣传是如何呈指数级增长。缺乏科学证据的部分原因是，在医美学、皮肤病学和毛发学领域有许多治疗选择，这使得对照研究很难进行。虽然目前证明美塑疗法在不同疾病上的有效性的证据还很缺乏，但这并不意味着美塑疗法作用无效，还需要进行更多的研究。当谈到美塑疗法时，我们必须声明，它不是美国食品药品管理局（US Food and Drug Administration，FDA）批准的任何特定疾病的治疗

方法。为此，疾病控制中心（Centers for Disease Control，CDC）声明："供应商应坚持推荐标准预防措施，遵循安全注射，使用适当的无菌技术，并且只注射 FDA 批准的产品，这些产品是按照 FDA 良好生产规范中描述的确保无菌的指导方针准备的 [4]"。

（一）优势

皮肤是人体物质的天然供应者，美塑疗法技术的设备和准备都很简单。作为一种微创治疗，患者的耐受性和总体满意度往往较高 [5]。该技术的真正疗效（由医生观察）将取决于治疗的脱发类型和所选择的物质。美塑疗法的基本概念是在大约 4mm 的深度给药，这意味着少量的药物通过几十次（甚至几百次）的微小注射在真皮深处给药。其主张是局部注射药物可以减少甚至消除全身的不良反应，在同一时间内可以以较少的总剂量获得较好的局部效果。当治疗毛发疾病时，出于不同目的可以注射多种活性物质，其中维生素、抗氧化药、米诺地尔和抗雄激素药物是最常用的。

使用大剂量注射意味着可能产生类似于微针的效果，因此必须考虑到多重有益效用的可能组合。微穿刺的积极作用与多种有益效用的不同机制的激活相关，如血小板激活和毛囊隆突部位干细胞的激活，两者都是为了闭合那些微小的伤口。血管内皮生长因子（VEGF）、β- 连环蛋白（β-catenin）、Wnt3 和 Wnt10 通路也被激活，而这些通路均被认为能刺激毛发生长 [6]。

（二）不良反应

虽然这项技术简单安全，但也存在不良反应。这些不良反应可以与所有类型的美塑治疗有关，也与毛发美塑治疗直接相关（表 12-1）。

表 12-1　美塑疗法相关的不良反应

急性不良反应	一般美塑疗法的不良反应	毛发美塑疗法的不良反应
• 疼痛 • 局部炎症 / 水肿 • 瘙痒 • 头疼 • 血肿	• 感染（机会性微生物、微细菌） • 肉芽肿性异常反应 • 急性荨麻疹 • 苔藓类药疹 • Nicolau 综合征 • 系统性不良反应	• 非瘢痕性脱发 • 休止期脱发 • 瘢痕性脱发 • 侵袭性黑素瘤

一般来说，最常见的不良反应与感染和消毒不严有关 [2]。此外，也有许多机会性微生物感染的病例报道。由于抗生素耐药性的频繁出现，导致治疗很复杂，已有报道显示对注射物质的反应，如异常肉芽肿性反应和注射部位过度的炎症反应，甚至导致脂膜炎 [2]。

炎症性皮肤病也可能是毛发美塑治疗的一个问题。美塑治疗后的急性荨麻疹，通常开始仅限于注射区域，停止美塑治疗并使用抗组胺药物作为推荐的治疗方法 [7, 8]。出现液体类药物的药疹需要终止治疗并使用全身糖皮质激素治疗 [9, 10]。作为一种涉及微创的技术，以 Koebner 现象为特征的疾病可能会随着这种治疗而出现恶化 [2]。

Nicolau 综合征，即药物性皮肤栓塞，在一些美塑治疗的病例中也有描述，但从未作为一种不良反应特别地出现在毛发疾病的美塑治疗 [2]。可能由于头皮区域有许多血管吻合和深部有较粗的血管，使得这种情况较少发生。

由美塑治疗引起全身性不良反应的病例很少见，但已有报道在使用含有咖啡因和甲状腺激素的鸡尾酒美塑疗法中出现 [11, 12]。

在毛发美塑治疗中，最常见的不良反应是治疗区域继发性脱发 [13, 14]。有研究报道显示具有生长期脱发的组织病理学特征的非瘢痕性脱发，终末生长期毛囊缺失，休止期和退行期毛囊单位数量增加 [13, 14]。在这些病例中，处理方法是观察。然而，在一些病例中需要活检来确认没有瘢痕形成。

浸润区域或前额的局部炎症或血肿也被描述，这被认为是由多次注射，以及某些用于美塑疗法的物质的刺激作用所引起。此外，也有持续约 24～48h 的长时间头痛被描述。

有时，不良反应并非如此短暂，而是会带来严重的后果。Kadry 等描述了在美塑治疗区域脓肿的形成和脂肪坏死 [15]。El Komy 也描述了 3 例瘢痕性脱发，但炎症主要浸润在血管周围和毛囊周围。奇怪的是，在这些病例中，有皮脂腺增生和毛囊周围胶原纤维增粗 [16]。

1 例患有先天性痣的患者在治疗区域发生了侵袭性黑素瘤，这引发了许多问题，是巧合还是其他原因，即用于毛发生长的促增殖物质是否会刺激潜在肿瘤细胞的生长。这有必要在治疗区域做皮肤检查，以排除和控制可能的痣或其他类型的皮肤恶性肿瘤 [17]。

二、技术

美塑疗法是一种将特定活性物质注入真皮或皮下组织上部的技术。这种物质通过多次注射沉积下来。由于许多物质都可以注射，而仅有已知终点是注射在正确的位置，因此迄今为止还没有制订出确切的方案。不同作者的方案各有不同，有的每周注射 1 次，有的每月注射 1 次，有的每 3 个月注射 1 次。根据在文献中可以找到的少数报道中使用的不同方案，为了达到期望的结果，所需的频率尚未明确。我们将回顾这一技术，并讨论文献方案中的每一种具体物质，以及那些对我们个人经验有用的物质。在制订具体的注射方案时，价格、患者情况和其他主观因素都要被考虑。一旦确定治疗方案，还要对不同的麻醉药、注射器械和注射产品进行考量，以满足不同患者的需求和医生的偏好。

（一）准备

与任何包含对患者操作的治疗一样，知情同意是强制性的。从法律的角度来看，在治疗前，完成特定的知情同意（建议针对每一种注射的物质）不仅能够保护医生，而且确保患者了解技术的风险和收益[18]。

行头发美塑治疗的患者准备较简单。如果可能，在治疗前会要求患者在当天或前一晚洗头。一些作者建议在治疗前 2～7 天停止局部外用米诺地尔，部分是为了在治疗过程中减少出血。这并非总是必要的，如果患者表现出对停用米诺地尔的担忧，他们可以被允许继续使用直到治疗当日。由于这些建议对获得良好的治疗效果并没有相关性，一些患者会在诊疗当天即接受首次治疗。

如前所述，最常见的不良反应是治疗区域的感染。为了减少这种风险，治疗应由遵守无菌规范的训练有素的医生进行，因为皮肤携带许多机会感染的微生物。需要保证治疗室内与无污染器械相关的标准卫生条件，以及所用（和注射）药物的质量担保[2]。目前已有文献报道同种疗法的产品受到污染，因此推荐使用官方批准的、遵循无菌指南标准的注射产品[19]。注射浸润的区域需要严格的无菌处理。喷洒和（或）涂抹的杀菌剂主要是氯己定，因为它无色透明，足以清洁该区域，以减少感染的风险。此外避免使用酒精，因为它会刺激皮肤，也应避免使用过氧化氢，因为它会漂白头发。

（二）麻醉

注射引起的疼痛通常是可以耐受的，同时有些物质渗入时会引起疼痛。多次注射可能会使患者产生不舒适的感觉，因此麻醉可以创造更好的患者体验。应在治疗前 30～60min 局部外用麻醉凝胶，这样可提高患者的耐受性，但凝胶应用在毛发部位会产生不适。振动麻醉在减轻注射局部疼痛方面显现出其有效性[20]，因此，在浸润过程中经常被使用。然而，一些研究表明，振动、低温和不使用麻醉（尽管他们在肉毒杆菌毒素注射中这样操作）之间并没有统计学差异[21]。

此外，还有一种选择是采用颞神经阻滞。头皮的神经支配由前部的滑车上神经和眶上神经（图 12-1）、后部枕大神经和枕小神经，以及耳大神经构成。由于大多数头发美塑疗法是在额部和顶部间区域进行的，头皮前部的麻醉阻滞足以完成该过程。麻醉有两种选择，即眶上神经麻醉阻滞和环型麻醉阻滞（表 12-2）。

由于有些区域是接受这些神经的联合支配，因此仅对单个神经进行单孔麻醉是很难达到完全麻醉。为了达到头皮的完全麻醉，必须经过多次注射形成一个连接枕骨和眉间的麻醉环。由于以下原因，该方法并不经常被使用，即所需的获得完整麻醉效果的麻醉剂量很高、多次微注射非常痛苦、这项技术所需注射总量大导致局部水肿的风险高[22]。

（三）微注射和溶液递送

理想的注射深度为 4mm，因此，经常使用这种长度的美塑治疗针来使注射速度更快。当使用美塑治疗枪时，其深度可以事先确定。毛球位于皮肤深处 4mm，许多药物和物质会在这个位置找到它们的受体（图 12-2）。对于减少血管损伤

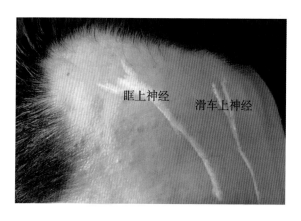

眶上神经　　　滑车上神经

◀ 图 12-1　眶上神经和滑车上神经是三叉神经眼部分支（V_1）的终末分支，这些神经支配着前额和冠状缝前面的头皮

表 12-2　头发美塑治疗前实施麻醉阻断的步骤

麻醉分类	具体步骤
眶上神经麻醉阻滞	• 患者仰卧位 • 在眶上切迹下方约 0.5cm 处的眶上嵴下缘，向内侧头侧插入 30G 针头 • 稍微向前进针，避免穿过眶上孔 • 尝试回抽 • 注射 0.5～1ml 局麻药，形成皮下风团，然后继续注射 1～3ml 局麻药 • 将一小卷纱布固定在眼眶上方，以防止眼睑上部的麻醉肿胀
环状麻醉阻滞	• 患者仰卧位 • 将 30G 针头从发际线前约 0.5cm 处插入头皮中线 • 尝试回抽 • 注射 0.2～0.3ml 局麻药形成皮下风团，沿发际线向左向右重复上述步骤 • 小心颞部，因为颞部大静脉很容易被刺穿。注意测试回抽

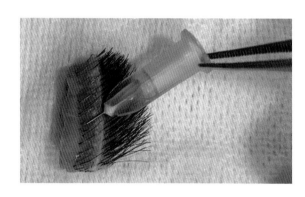

◀ 图 12-2　活体头皮切片上穿过皮肤的 4mm 针头，读者可以看到如何到达毛球

应避免更深入的注射，因为较大的血管通常位于皮肤 4mm 以下的位置[23]。

如前所述，确切的方案尚未建立，但通常选择在间隔 0.5～2cm 的注射点，注射非常少量（0.5～1ml）的产品。治疗区域取决于疾病的类型，如表 12-3 所示。

表 12-3　根据不同疾病推荐的治疗区域

疾　病	推荐的治疗区域
斑秃	脱发斑片及周围 1～2cm 拉发试验阳性区域
瘢痕性脱发	脱发斑片及周围 1～2cm 炎症征象和拉发试验阳性区域
雄激素性秃发	全头顶部区域
休止期脱发	全头皮

低注射量是必要的，因为继发于美塑治疗的脱发或休止期脱发可能与液体注射引起的气压伤有关。为了避免注射液的高压力，表 12-4 列出几点建议。

表 12-4　避免头发美塑治疗中因注射量过大导致高压的建议

主要因素	推荐特点
注射量	小量（0.05～0.1ml）
注射速度	速度慢且力度轻
针	细针（30G）
注射器	小型注射器（≤ 2ml）
麻醉	避免注射麻药引起的皮下风团

总注射量取决于注射的物质，但并没有明确的指南。当注射维生素鸡尾酒时，应遵循厂商的指导说明。对于其他治疗方法，将在本章中进一步了解，同时还需要更多的研究来明确理想的剂量。

治疗可以在梳子的帮助下进行，以分离头发，并提供直视头皮表面的注射视角。这使得出血可控，并可与发根平行注射。遵循头发的生长方向有助于减少对现有毛囊的损害。

（四）治疗后的护理

在美塑疗法完成后，患者可以恢复正常的日常活动。如果患者不介意将头发弄湿和（或）梳理并吹干（用温和的空气），他们甚至可以直接去工作。患者可以在手术后几分钟冲洗头发，并建议在接下来的 24h 内进行，以降低感染的风险。所有可能引起感染的活动，如进入肮脏的环境或进入游泳池，应在治疗后 24～48h 避免。此外，所有的美发处理都应该推迟 48～92h，以便所有的穿刺孔在接触到刺激性物质或温度之前完全愈合（表 12-5）。

表 12-5　对患者的治疗建议

	对患者的治疗建议
治疗前（如果可能）	• 治疗前 24h 洗头 • 治疗前 2～7 天前停用米诺地尔 • 在治疗前不要使用头发纤维或其他发胶
治疗后	• 在治疗后 24h 内洗头 • 治疗后 24～48h 不去游泳池或脏污环境 • 治疗后 48～92h 避免美发处理 • 如果天气晴朗，建议戴帽子

三、度他雄胺美塑疗法

（一）概述

患有雄激素性秃发（AGA）者的毛囊在遗传上对引起脱发的雄激素敏感。基本上，活性的 5α- 还原酶产生双氢睾酮（dihydrotestosterone，DHT）。DHT 与雄激素受体结合，激活导致脱发的基因。经过几个毛囊周期后，生长期的持续时间缩短，基质减少，导致毛囊微小化。

一些抗雄激素药物已被证明能有效阻止这一机制，也能逆转毛发稀疏。外周抗雄激素药是最常用的药物，特别是 5α- 还原酶抑制药。口服非那雄胺，抑制 Ⅱ 型酶，是 FDA 批准的治疗 AGA 的药物。口服度他雄胺可抑制 Ⅰ 型和 Ⅱ 型两种酶，它在 AGA 中的使用是超说明书用药（out-of-label）。这两种药物的使用都与一些不良反应相关，如性功能障碍、射精障碍和性欲下降。尽管循证医学尚未证明这些药物的使用与这些不良反应之间有明确的关联，但它们是许多患者的主要担忧，也是拒绝使用这些药物的主要原因。

为了避免 5α- 还原酶抑制药的系统性吸收，在过去的几年里，它们通过皮肤注射的方式被广泛使用。含度他雄胺的制剂是这两种选择中使用最多的，因为它们比非那雄胺更有效，而且由于度他雄胺的消除半衰期更长，它们的效果持续时间更长。

（二）产品的准备

目前，作者可以找到不同的选择来进行度他雄胺的美塑疗法。根据已发表的数据，没有证据表明特定浓度的药物比其他药物浓度更有效。在一些国家可以找到商业化的注射用度他雄胺溶液，通常浓度为 0.01%。如果没有，可以进行药物配制。但是，建议使用更高的浓度（如 0.05%）以免导致度他雄胺的用量不足，因为非工业制剂可能更容易降解。

治疗的最终溶液和注射器取决于度他雄胺的最终浓度。根据作者的临床经验，不建议使用低浓度 0.01% 度他雄胺来进行治疗。为此，0.01% 度他雄胺商用制剂可以直接注射。另外，较高浓度的度他雄胺应为 0.025%。更高的浓度不会更有效，而不良反应可能更多。为了稀释 0.05% 度他雄胺，将其与 50% 的麻醉溶液（如 5% 的甲哌卡因或类似药物）混合。

最终的溶液可以在室温下保存 8～12h，而没有明显的降解风险。超过这段时间，它们必须储存在冰箱（温度为 4℃），可以使用 24～48h。

（三）技术

含有度他雄胺的制剂注射到头皮时通常会产生疼痛。微注射前建议用消毒剂杀菌和局部麻醉。

微注射采用真皮浅层注射技术（图 12-3），即皮内注射 0.05ml 溶液，间隔 1cm，角度 60°。建议使用 4mm 长的 30G 针头（美塑针），以到达雄激素受体所在的毛球。每次注射总量为 1.5～3ml，以 2ml 最为常用。

轻微出血经常发生，有时需要更多的麻醉。患者在术后无特殊建议。

（四）治疗方案

目前还没有标准的治疗方案来进行度他雄胺的美塑治疗（表 12-6）。最早的研究建议至少在最初 2 个月每 1～2 周重复 1 次，此后建议每月 1 次治疗。这种

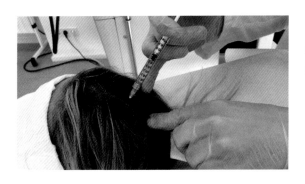

◀ 图 12-3　度他雄胺美塑疗法
在头皮上采用真皮浅层注射技术进行多次微注射

表 12-6 度他雄胺的美塑疗法：治疗方案、疗效和不良反应

	Abdallah 等	Sobhy 等	Moffah 等	Saceda-Corralo 等	Merino 等	Morales-Miranda 等
研究类型	病例对照研究 安慰剂对照研究	病例对照研究 安慰剂对照研究	病例对照研究 安慰剂对照研究	实验性研究	病例系列	病例系列
溶液	0.005% 度他雄胺和 D-泛醇、生物素和吡哆醇	A: 0.005% 度他雄胺 B: 0.005% 度他雄胺和 D-泛醇、生物素和吡哆醇	0.05% 度他雄胺和 D-泛醇、生物素和吡哆醇	0.01% 度他雄胺	0.05% 度他雄胺和 2% 米诺地尔	0.01% 度他雄胺
患者数量	28 例男性（14:14）	90 例男性（30:30:30）	126 例女性（86:40）	5 例男性和 1 例女性	15（9 例女性和 6 例男性）	5 例男性
治疗方案	1.0、1、2、3 周 2.5、7 周 3.11 周	1.0、1、2、3 周 2.5、7 周 3.11、15、19 周	1.0、1、2、3、4、5、6、7、8 周 2.10、12 周 3.16 周	0、3、6 个月	0、3 个月	0、3、6 个月
疗效评价	第 12 周 • 毛发计数 • 照片的 IOA • PSA	第 20 周 • 毛发图像 • 照片的 IOA • PSA	第 12 周 • 照片的 IOA • 牵拉试验 • 毛发直径 • PSA	第 9 个月 • 临床 IOA	第 6 个月 • 照片的 IOA • 毛发镜	第 6 个月 • 照片的 IOA • 毛发镜
结果	• 毛发增加 7.739±1.104 根 • IOA: 92.9% 改善 • PSA: 92.9% 改善	• 生长期百分比、A/T 比值、平均毛干直径增加。休止期百分比降低 • IOA: A. 20% 的改善; B. 提高 80%; C. 提高 30% • PSA: 无显著差异	• IOA: 改善 62.8% • 牵拉试验: 脱落毛发减少 • 毛发直径: 34.6±11.8 • PSA: 改善 60.5%~73.5%	• IOA: 改善 100%	• IOA: 改善 73.3%	• IOA: 100% 改善（H-N 量表 1~2 个等级）
不良反应	• 疼痛: 100% • 头痛: 14% • 紧绷: 7%	• NR • 脑电图: 无变化 • 血清 DHT 降低	• 疼痛: 82.6% • 头痛 22.1% • 瘙痒 3.5%	• NR • 治疗前后血清瘦素水平无差异（总睾酮和游离睾酮、5α-DHT 和 3α-雄烯二醇）	• 疼痛: 100% • 前额及上眼睑水肿（持续 1 周）• 斑秃（1 例）	• 疼痛: 100%

DHT. 双氢睾酮；H-N 量表. Hamilton-Norwood 量表；IOA. 独立观察员评估；NR. 没有报道；PSA. 患者的自我评估

127

强化治疗有助于在毛囊中达到足够的药物水平。然而，这一假设从未得到证实。进一步的研究表明，治疗应间隔进行。一些作者支持每月或每 3 个月治疗 1 次。根据我们的经验，每 3 个月进行 1 次度他雄胺微注射对患者来说更舒适，而且不会失去疗效。

度他雄胺的浓度和伴随使用的其他物质也是一个有争议的问题。建议的浓度为 0.005%～0.05%，但尚无研究比较不同浓度制剂的疗效。生产的制剂中大部分含有 0.01% 的度他雄胺。为了获得更高的浓度，制剂必须在专门的实验室配制。

混合有泛醇（Panthenol）和维生素的制剂并没有被证明更有效，但这在一些国家是一种常见的做法。只有一项研究比较了单独使用度他雄胺和与维生素联合使用的美塑疗法效果[24]。令人惊讶的是，与维生素一起制备的度他雄胺可能更有效（20% vs. 80% 的改善）。这一数据还没有被新的研究证实，单独使用维生素治疗 AGA 是无效的。

（五）疗效

根据已有的资料和临床经验显示，度他雄胺美塑疗法是一种有效的治疗方法。目前尚无随机临床试验，但有 3 项研究将其与安慰剂进行了比较。独立调查员评估确定了与安慰剂相比，治疗的改善率为 62.8%～92.9%。考虑到这是患者接受的唯一治疗，这些都是非常好的结果。

客观测量也验证了度他雄胺微注射的有效性。治疗 3 个月后系统毛发计数增加（7.7 ± 1.1）根。毛发图像显示生长期百分比增加，生长期 / 休止期值增加，休止期百分比减少。在治疗前后的牵拉试验中也可以观察到这一点。通过毛发图像和毛发镜检查也验证了毛干直径的改善，平均增加 $8.8 \pm 4.2 \mu m$。

患者对这种治疗效果的评价也是积极的。约 60.5%～92.9% 的患者认为有显著改善。一项独立的研究也记录了患者对毛发密度、厚度、脱落、颜色和亮度的积极的自我评价，并客观地改善了毛发表皮[25]。

（六）不良反应和耐受性

这种技术的主要不良反应是操作过程产生的中轻到中度的疼痛。一些研究发现使用安慰剂和度他雄胺之间并没有疼痛差异，所以疼痛可能只是由于微注射所引起。然而，根据我们的经验，度他雄胺制剂会产生刺痛感和强烈的灼烧感，特别是当浓度足够高时（如 0.05%）。我们强烈建议在微注射前进行局部麻醉阻断。

治疗后可能会出现头痛，但这只是头皮疼痛所致，可持续 24h。由于麻醉阻滞，局部麻木感可能持续数小时或数天。

术后第 2 天，前额可能出现水肿（图 12-4）。然而，它通常是轻微的，无须特殊处理即可消失。

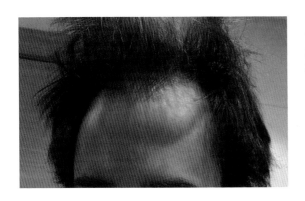

◀ 图 12-4　美塑治疗后 **8h** 的前额无痛性水肿，患者只需在患处敷冰，等待缓解即可

四、米诺地尔美塑疗法

（一）概述

AGA 毛囊的生长期持续时间缩短。这是一个造成毛囊微小化和渐进性脱发的重要变化。2% 或 5% 米诺地尔涂剂是 FDA 批准的治疗 AGA 的药物，其疗效已在短期和长期治疗中得到证实。药物可以延长生长期的持续时间，从而诱导毛发增多。要做到这一点，米诺地尔必须通过在肝脏或毛囊中发现的一种硫代转移酶来激活，硫酸盐米诺地尔是一种存在时间很短的活性代谢物。事实上，在口服米诺地尔后 2～5 天内就会从体内排出。

米诺地尔半衰期短是其作为美塑治疗的一个重要局限。然而，它还是普遍地被用于临床，特别是与其他物质联合使用。

（二）技术

即使注射前没有进行麻醉阻滞，含米诺地尔的制剂在注射时通常耐受性良好。同样真皮浅层注射技术也适用于米诺地尔治疗。也建议使用一个长4mm的30G针头（美塑针），但是否到达毛球可能并不重要，因为硫代转移酶位于沿毛囊下段的外毛根鞘部位。注射总量尚没有确定。

（三）治疗方案和疗效

米诺地尔的美塑疗法尚无标准化的治疗方案，关于这种治疗方法的临床研究实际上并不存在。考虑到米诺地尔的半衰期较短，建议在执行该技术时需比其他物质的频率更高。每周一次也许是确保长期治疗效果的最佳治疗方案。

治疗浓度也没有确定，临床医生可以在不同稀释等级之间进行选择。可能（因为米诺地尔不会因吸收而损失）比外用制剂更低的浓度就足够了。含有2%米诺地尔的产品制剂已被广泛使用。尚无资料证实米诺地尔美塑疗法的治疗效果。

（四）不良反应和耐受性

米诺地尔美塑治疗与其他的毛发美塑治疗操作具有相同的不良反应。与度他雄胺相比，米诺地尔制剂耐受性更好。疼痛通常较轻，烧灼感不常见，所以在微注射前必须个体化地考虑麻醉阻断。

米诺地尔的一个常见问题是潜在的局部血管扩张。目前还没有可靠的数据表明米诺地尔与触发偏头痛或更高的局部肿胀风险相关。然而，有一个病例报道显示，在美塑治疗后局部应用米诺地尔有额部肿胀的风险[26]。我们需要记住的是，米诺地尔的活性分子会对毛细血管后小静脉起到血管扩张药的作用，所以不可能使动脉血管产生相应的扩张。

五、美塑疗法鸡尾酒（维生素、抗氧化药、透明质酸）

（一）概述

维生素和抗氧化药鸡尾酒是毛发美塑治疗中应用广泛的产品之一。这些治疗方法的有效性缺乏科学证据。这些产品用于注射（及口服治疗）的问题是很难证明其疗效，因为它们很少用于单一治疗。大量的注射选择和治疗方案也导致很难进行比较。尽管缺少科学证据，但美塑疗法仍然越来越广泛地用于治疗毛发疾病，部分原因是患者高度信赖这项技术及其结果。

由于毛囊的代谢旺盛，维生素、矿物质和抗氧化药一直被认为是有用的。即使是对健康的毛囊，也能促进其更好的生长。然而，这并没有得到证实。在研究的维生素中，右泛醇（D- 泛醇或维生素原 B$_5$）会增加参与毛发皮质末端角化的角蛋白相关蛋白 4（KAP4），从而形成更强健的毛发 [27]。生物素（又称维生素 B$_7$ 或维生素 H）是广泛使用的，因为它是多种代谢途径中羧化酶的辅助因子。此外，它在蛋白质的合成中也有重要的作用。例如，在角蛋白生成中的作用，可以解释它对毛发生长的促进作用 [28]。

（二）疗效

一项最近的报道显示，与每日 2 次局部外用米诺地尔相比，即使毛发生长的结果相同，患者对每周注射的美塑疗法方案的满意度更高 [29]。尽管这是一个只有 30 例女性 FPHL 患者的小样本研究，他们证明患者认为美塑疗法比在家中进行局部治疗更好。在另一项研究中，临床医生使用了一种不同的维生素鸡尾酒结合微针治疗，对 25 例男性进行了疗效观察，在 4 个月的时间里注射了 8 次，以每日 2 次外用米诺地尔作为对照。他们发现，与米诺地尔组相比，美塑治疗组的毛干直径显著增加 [30]。然而，由于联合使用微针，因此很难知道是注射的物质还是微损伤导致了毛干直径的增加。

一种名为"毛发刺激复合物"的可注射专利溶液正在通过两项临床试验进行研究，以确定其与安慰剂相比的疗效 [31, 32]。该产品由人类细胞分泌的蛋白质组成，包括生长因子和可溶性细胞外基质前体，其中许多成分已经被证实参与毛发周期的调控，并刺激毛发生长。

透明质酸，在一种非交联的状态下，正与生物活化鸡尾酒联合应用，因为他们应该能增强水合作用和成纤维细胞功能。一项研究表明，当使用一种含有透明质酸和维生素、脂肪酸、抗氧化药混合物的特定 RRS® HA 注射产品时，皮肤成纤维细胞的活性在体外提高 15%。这种增强也使得胶原蛋白和弹力蛋白基因在体外更好的表达。虽然目前还没有关于脱发的研究，但是这种效果也可能有利于毛发更好地生长 [33]。

第 13 章 富血小板血浆
Platelet-Rich Plasma

Lu Yin Katerina Svigos Kristen Lo Sicco Jerry Shapiro **著**
盛友渔 **译**

一、富血小板血浆

富血小板血浆（platelet-rich plasma，PRP）是一种自体血液通过离心获得的富含血小板的产物。PRP 的功效来自血小板活化和血小板衍生生长因子（platelet-derived growth factor，PDGF）。PRP 最早在整形外科应用，目前 PRP 系统通过美国食品药品管理局（FDA）510（k）认证用于术中增加骨移植物功效[1]。

虽然 PRP 最早在整形外科使用，但大量文献已报道其可在皮肤科领域的超适应证中使用。皮肤科应用包括面部年轻化、自身免疫性疾病［如斑秃（AA）和白癜风］的治疗、雄激素性秃发（AGA）的毛发再生和稳固、瘢痕的美容改善，以及创面修复[2-7]。本章将聚焦 PRP 在脱发治疗中的应用。

二、治疗脱发的作用机制

PRP 促进毛发再生的作用机制尚未完全阐明。目前认为是通过一系列生长因子，包括血小板衍生生长因子（PDGF）、转化生长因子（TGF）–β、血管内皮生长因子（VEGF）、表皮生长因子（EGF）和胰岛素样生长因子（IGF）作用于毛囊隆突部位的毛囊干细胞。这些因子可以促进毛囊进入生长期和增加血管新生[8, 9]。Siah 等近期报道 PRP 中的胶质细胞源性神经营养因子（glial cell line-derived neurotrophic factor，GDNF）浓度与毛发密度增加呈统计学意义的正相

关 [10]。作者指出虽然 GDNF 调控毛发生长的机制尚未完全明确，但有一些证据提示 GDNF 可以促进毛囊角质形成细胞增殖 [11]。GDNF 也可能参与调控毛囊周期，尤其在生长期转变至退行期的环节，有证据提示 GDNF 可能防止生长期毛囊过早地进入退行期 [11, 12]。

许多因素包括离心速度、血液离心次数、来源于猪膀胱的添加剂［如 MatriStem MicroMatrix®（美国马里兰州哥伦比亚 ACell 公司）］、钙激活剂及注射针头的尺寸都可能影响血小板活化、疗效和患者预后。目前，PRP 治疗脱发没有标准的制备方案或治疗流程。后续将对 PRP 制备和流程技术作一个概述，并对资深读者描述具体的 PRP 操作。

三、技术

（一）离心

许多 PRP 制备系统通过离心从全血分离和浓缩血小板。提供商业化 PRP 产品的公司包括 Regen Lab SA 公司（瑞士，洛桑上勒蒙）、Eclipse Aesthetics，LLC（美国，得克萨斯州科勒尼）、DTS MG 公司（韩国，首尔）、Arthrex 公司（美国，佛罗里达州那不勒斯）和 Factor Medical 公司（美国，宾夕法尼亚州兰霍恩）。不同设备的旋转速度、力度和旋转时间不同，因此得到的血小板浓度也不同 [13]。虽然有一些文献讨论了不同 PRP 制备系统的离心性能，以及血小板和生长因子的浓度差异，但数据仍非常缺乏，对于 PRP 最佳方案也没有形成共识 [13, 14]。

作者诊所使用的是 Drucker 642 VFD Plus 系统（瑞士洛桑上勒蒙 Regen Lab 公司），该系统的相对离心力为 1500g，离心时间可以设定为 5min 或 9min。在作者的诊所中，通过静脉穿刺获取 8～16ml 全血，离心 5min。这个过程可以获取 5～10ml PRP，因而可以在头皮注射 50～100 次，每间隔 1cm 注射 0.1ml。

（二）添加剂

添加剂据称可以增强 PRP 的功效。MatriStem MicroMatrix® 是其中的一种，它是一种来源于猪膀胱的细胞外基质。根据公司公布的资料显示，其设计功效是帮助组织重塑，促进创伤愈合、减少瘢痕形成，以及特定部位功能组织的修复。然而，缺乏同行评议的文献报道 ACell 公司的 MatriStem MicroMatrix® 添加剂增强 RPR 功效。一些医生的确在 PRP 治疗方案中加入 ACell 添加剂，认为其可通过提供细胞外基质与 PRP 中的生长因子产生协同作用，促进毛囊再生。但是目前仍缺乏同行评议期刊的报道来证实和支持这些推测。

唯一一篇关于 PRP 联合 ACell 添加剂治疗雄激素性秃发的同行评议文献讨论了其在毛发移植中的应用 [15]。这篇报道介绍了作者的个人经验，但缺乏客观的证据。目前没有客观定量的对照研究评估 PRP 联合 ACell 添加剂治疗脱发的有效性。因此，作者诊所目前在 PRP 治疗中没有使用 ACell 产品。

其他 PRP 添加剂包括活化剂，如凝血酶、胶原蛋白、血小板活化因子（PAF）和钙，活化剂诱导细胞质颗粒中的生长因子释放 [16]。虽然体外试验显示血小板被钙活化后生物化学过程发生了改变 [16, 17]，但最终在临床上治疗脱发的作用仍未明确。

Escobar 等分别将同种异体的纯 PRP（pure PRP，P-PRP）和钙激活的纯 PRP 上清液（supernatant of calciummactivated pure PRP，S-PRP）刺激人单核细胞来源的巨噬细胞，24h 后检测分析细胞表面标志物和细胞因子的产生。他们发现两组的 CD206 表达均升高，CD206 是一种与抗炎相关的甘露糖受体，其表达水平在两组间无差异。S–PRP 孵育的巨噬细胞 CD163（一种触珠蛋白 – 血红蛋白清道夫受体）和 CD86（一种炎症前标志物）表达水平高于 P-PRP 组。P-PRP 孵育的巨噬细胞分泌更多的 IL-10，后者是一种通过激活精氨酸酶 –1 和细胞外基质生成促进创伤愈合的抗炎细胞因子 [18]。该研究的局限性在于巨噬细胞和血浆并非来源于同一个体，但是这些结果提示钙活化的 PRP 对于巨噬细胞的作用和生物化学过程发生了改变，最终可能导致不同的临床转归。

Gentile 等开展了一项临床研究评估非活化 PRP 和钙激活 PRP 对于毛发生长的作用 [19]。但是研究者并没有直接比较非活化 PRP 和钙激活 PRP 治疗后毛发生长情况，而是将非活化 PRP 的治疗结果与他们之前发表的钙激活 PRP 的治疗结果进行比较 [20]。他们发现治疗 12 周之后，非活化 PRP 治疗组患者的毛发密度比钙激活 PRP 治疗组患者增加更多，分别为（65 ± 5）和（28 ± 4）根 /cm²（$P = 0.003$）。作者推测非活化 PRP 相比钙激活 PRP 更好的疗效是与体内凝血酶激活和血小板更好的扩散有关。此外，注射非活化 PRP 可引起血栓素 A2 生成，继而活化其他血小板 [19, 21]。

然而，上述的研究都有一些局限性。最主要的一点是，在这些研究中，非活化 PRP 和钙激活 PRP 是用不同系统制备的。其次，结果比较是在不同的研究之间进行的，因此无法进行严格受控的对照研究。这些局限性使得进一步的研究需要直接比较非活化 PRP 和钙激活 PRP 的治疗效果。总之，目前仍缺乏足够证据显示钙激活 PRP 有更好的生发功效，也没有最佳的血小板活化方案。

四、麻醉

疼痛是头皮 PRP 治疗的常见并发症，包括注射部位疼痛和血浆注入头皮引起水肿导致的疼痛。许多方法可以减轻 PRP 相关的疼痛。一种非药物方法是在注射前用冰袋冷敷 5～10min。此外，依据门控理论，在治疗过程中可以使用振动设备（图 13-1）减少疼痛[22]。该理论假设痛觉、触觉和振动感觉纤维同时传入脊髓背角，因此理论上在治疗时给予振动刺激可以减轻患者痛感[23]。

此外，还有一种方法是外涂 2.5% 利多卡因和 2.5% 丙胺卡因乳膏（美国宾夕法尼亚州韦恩市 Astra Pharmaceuticals 公司）。美国 FDA 建议至少提前 1h 使用乳膏，具体时间根据身体部位不同而异[24]；也有文献报道在 30min 内应用乳膏，虽然这可能会减弱麻醉效果[25-27]。2.5% 利多卡因和 2.5% 丙胺卡因乳膏说明书还建议局部外涂后采用封包疗法。在作者的诊所，建议患者在访视前 30～90min 进行局部麻醉。但为了患者方便，常规不推荐涂药后封包。虽然 FDA 批准的药物使用说明书建议封包，但至少一篇同行评议文献报道了局部外涂 2.5% 利多卡因和 2.5% 丙胺卡因乳膏不联合封包的麻醉效果[25]。目前仍没有"头对头"研究比较联合和不联合封包疗法之间的功效差异。

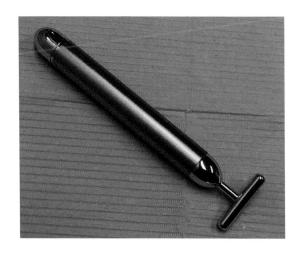

◀ 图 13-1　麻醉用振动设备

有时也会使用注射麻醉药物，如皮损内注射 1% 利多卡因。虽然目前没有研究比较利多卡因联合和不联合肾上腺素的效果，但常规不使用肾上腺素，因为肾上腺素会引起血管收缩进而可能限制 PRP 的扩散和作用。可以采取环形阻滞麻醉颅神经和颈神经，包括眶上神经、滑车上神经、颧颞神经、耳颞神经和枕神经[28]。虽然头皮环形阻滞麻醉对更侵袭性的头皮操作和手术有帮助，其在 PRP 注射中很少使用。此外，额部水肿也可能是环形阻滞麻醉的不良反应，31 例女性患者在 PRP 治疗前接受环形阻滞麻醉，其中 9 例（29%）意外地出现了"额部或面部水肿"[29]。

虽然注射利多卡因也会引起注射部位疼痛，但麻醉所需的注射次数远远小于 PRP 所需的 50～100 次。局部麻醉可以缓解注射部位疼痛，但是额外的头皮注射可能会增加头皮压力和引起头痛。PRP 前外用或注射利多卡因也要慎重，因为它可能会影响疗效，一项整形外科的体外研究显示利多卡因会降低血小板聚集和功能[30]。

PRP 后的止痛方法包括每 4～6h，按需口服 325～1000mg 对乙酰氨基酚，健康成人每日最大剂量为 4g，具体剂量根据患者不同的合并症而异。在 PRP 注射前使用非甾体抗炎药（NSAID）有降低血小板功能的风险，因此此类药物有抗血小板作用。一项研究比较了服用非甾体抗炎药 2～5 天和 2 周内未服药的患者，发现两组的血小板计数没有统计学差异[31]。然而，光学比浊法显示服用非甾体抗炎药组的血小板功能和聚集受损。因此，在 PRP 之前甚至可能在之后，应该避免使用非甾体抗炎药以提高疗效。如果可能的话，正在服用非甾体抗炎药或接受其他抗血小板治疗的患者，最好在 PRP 注射前 ≥ 1 周暂停这些治疗。咨询患者的处方医师，决定是否可以在 PRP 注射前暂停抗血小板治疗。需要进一步的研究明确 PRP 注射治疗脱发前需要停用非甾体抗炎药的最短且最适合的洗脱期。

五、针号

注射针头的粗细既影响到操作过程中的疼痛感，也可能影响疗效。较细的针头注射时疼痛比较轻[32]，但是较粗的针头理论上可以减少对血小板剪切风险的发生。在作者的诊所，PRP 注射默认使用 27G 针头以减少血小板过早激活的风险。如果疼痛显著患者无法忍受，可以替换为更细的 30G 针头。文献报道一

项研究显示，与未注射的富血小板血浆相比，30G 针头不会影响活化血小板的
数量和质量[30]。

六、治疗流程

　　目前关于 PRP 注射治疗脱发的流程和规范还没有形成共识。已有很多文献
报道 PRP 治疗各类脱发的方案[2, 33-43]。图 13-2 展示了作者诊所中 PRP 最常用
于雄激素性秃发和休止期脱发的治疗流程，偶尔也用于治疗斑秃和瘢痕性脱发。
在作者的临床实践中，在开始 PRP 注射的最初 2 个月后评估患者是否对治疗有
反应。使用 Folliscope（Lead M 公司，韩国首尔）进行定量的毛发分析以评估疗
效。根据经验，作者界定毛发密度增加 ≥ 10 根 /cm² 为有效。作者正在标准化
PRP 治疗方案，然而还需要更多的研究以明确最佳的治疗流程。

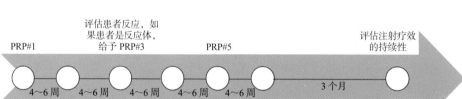

= 治疗时间轴
〇= 临床观察 /PRP 治疗

治疗有效界定：2 次 PRP 治疗后，毛发密度增加 ≥ 10 根 /cm²
如果治疗有效，继续进行 4 次 PRP 治疗，总共完成 6 次治疗
6 次 PRP 治疗后 3 个月，再次评估决定是否需要维持治疗。每 3～6 个月进行维持治疗。维持治疗期的注
射频率和时间间隔依据毛发密度评估结果而定（恶化、稳定或改善）

▲ 图 13-2　富血小板血浆治疗流程

　　PRP 治疗雄激素性秃发的有效率约为 71%[2]。个体间对 PRP 治疗反应差
异的可能原因之一是 PRP 中生长因子浓度不同[10]。可能存在一个最佳的浓度
范围，在此范围内生长因子有最好的生发功效，低于该范围刺激毛发生长的作
用减弱，而某种生长因子浓度太高可能会引起不良反应[10, 44]。只有判定治疗
有效的患者才会继续给予 4 次 PRP 注射，每月 1 次，连续共 6 个月。完成这
6 次治疗之后，开始维持治疗。每 3～6 个月进行维持治疗。维持治疗期的注射

频率依据临床定量评估毛发密度结果而定。其他决定维持治疗期、治疗频率的重要因素包括患者的意愿，以及对注射相关疼痛的耐受性。此外，需要进一步的研究以明确最佳维持治疗方案及影响疗效的预后因素。

七、不良反应、风险和禁忌证

PRP 注射较常见的不良反应是疼痛和出血。疼痛主要发生于注射过程中，一些患者可能出现残留头痛或局部搏动性疼痛。疼痛和头痛通常有自限性，一般 1～2 天可缓解。此外，PRP 还有轻度的感染风险，以及罕见的急性弥漫性脱发并发症。

一项针对接受 PRP 治疗的女性脱发患者研究显示，3% 的患者在注射后 2 天内出现脱发加重，10% 的患者在注射后 2～4 周出现脱发加重[29]。文献报道更严重的 PRP 不良反应是 1 例患者接受 PRP 注射用于面颈部年轻化治疗后，出现血清病反应[45]。另有报道 1 例在 PRP 注射后组织坏死和眼动脉闭塞导致永久性失明，认为是由于血小板栓塞或分离胶进入动脉所引起[46]。值得注意的是，这些比较严重的 PRP 不良事件都发生于面部而非头皮注射，尤其是眉间和颈部。但是仍然要注意避免 PRP 中混入杂质进而造成血凝结和局部缺血。

虽然目前没有研究评估局部 PRP 治疗后皮肤癌复发的风险，但是考虑到 PRP 通过生长因子发挥作用，因此对于头皮活动性皮肤癌或有既往头皮皮肤癌史的患者要谨慎。此外，对脱发患者要慎重考虑 PRP 治疗，因为理论上注射生长因子会刺激细胞增殖。对于正在接受抗血小板治疗或血小板数量低的患者也要谨慎，因为这些因素会降低疗效。然而，目前没有研究评估患者血小板计数和 PRP 疗效之间的关联。最后，PRP 注射治疗脱发对妊娠女性的安全性仍不明确。女性在妊娠期间血液成分会发生改变，理论上可能会影响疗效。妊娠期间血容量增加，即使红细胞生成素增加可以部分弥补，但是仍然存在一定程度的血液稀释性贫血[47, 48]。脾肿大患者由于脾脏的稀释和贮存作用，血小板计数也会减少[47, 49]。然而，没有研究评估这些生理变化是否会影响 PRP 疗效。我们建议对于妊娠期或哺乳期患者，选择 PRP 治疗需要慎重考虑。

第 14 章 美发与护发产品

Hair Cosmetics and Cosmeceuticals

Aurora Alessandrini　Michela Starace　Bianca Maria Piraccini　**著**

周丽娟　**译**

一、概述

毛发护理和发型对于一个人的自信、社交形象、就业及生活质量十分重要。如今，由于美发与护发产品的发展，使得人们给予毛发越来越多的关注及护理，以获得健康、干净、柔顺且有光泽的毛发。

毛发化妆品是局部制剂，用于清洁毛发、促进毛发的光泽、改变外形及保持毛发良好的状态[1]。毛发化妆品可分为三大类，即对毛发起到短暂效果的化妆品，如洗发香波、护发素、喷雾和短效染发剂；对毛发起到持久效果的化妆品，如永久性的卷发剂、直发剂、漂白剂和染发剂；改变毛发外部效应的化妆品，如文身掩盖、假发和接发。

所有的美容操作都可能导致毛发的异常。现代产品的配方覆盖不同年龄阶段、性别、毛发类型（正常、干性、油性、烫发、漂白）、毛发护理习惯及特殊的头皮疾病，以增加患者对头皮治疗的可选择性。许多与造型相关的产品也有出售，以特定的方式改变发型，也可展示个人的群体归属或生活方式。此外，"功能性化妆品"（cosmeceuticals），一种介于化妆品和药品的混合型产品，毫无疑问已被全球的护理行业用于毛发护理[2]。

二、对毛发短暂起效的化妆品

（一）洗发香波

洗发香波是最常见的美发产品。肥皂曾经是唯一的毛发清洁剂，第一块非碱性肥皂的历史需追溯到 1933 年[3]。洗发香波由 10～30 种成分组成，根据成分活性的不同组合成特定的配方。这些成分包括洗涤剂、表面活性剂、香料、活性成分和添加剂。每种成分都必须经过测试和官方批准，并在标签上声明。得益于表面活性剂的作用，洗发香波可以去除头皮和毛发的污垢和油脂，同时带来美感。

洗发香波的清洁功能必须温和，以免过度去除皮肤所需的天然油脂。洗发香波的经典成分是发泡剂和洗涤剂，它们可以防止头皮和毛发上形成不溶性泡沫。表面活性剂由于其特殊的分子结构，是洗发香波中必不可少的清洁物质。

表面活性剂根据电荷分为阴离子、阳离子、两性离子或非离子。其中应用最广泛的有十二烷基硫酸盐、十二烷基醚硫酸铵和十二烷基硫酸铵，它们属于阴离子基团（基团 1）[4]。它们能有效去除毛发和头皮上的污垢和皮脂，特别是其分子的一端带有负电荷，可溶于水而不与油混合。另一端可溶于油脂而不与水相溶。这些分子围绕在毛发和头皮上的油脂周围，即油溶性部分进入油脂，水溶性部分位于油脂表面，形成完全带负电荷的亲水性物质。毛干表面带有负电荷，可与上述带负电荷的物质相斥。这使得水和油脂之间的表面张力降低，污垢可从毛发上脱落。此外，表面活性剂可产生泡沫，将污垢包含其中，因此污垢不会沉积在毛发和头皮上。

有些人担心频繁使用含有表面活性剂的洗发香波是否会损害毛发并导致毛发卷曲，因此，他们尝试用更温和的洗涤剂清洗毛发和头皮，被称为"低蓬松"（不含硫酸盐）和"共洗"方法（用非离子表面活性剂，如鲸蜡醇），上述替代的洗涤剂尤其被一些少数民族青睐[4]。但其清洁效能较低。

洗发香波中所含的调理因子使湿发更易梳理，并在毛发干燥时控制蓬松度，调理毛发所含的水分、柔软度和光泽。调理因子由脂肪类物质组成，如植物油、蜡、卵磷脂和羊毛脂衍生物、胶原蛋白、动物蛋白、季铵盐或阳离子聚合物（这是"二合一洗发香波"的主要成分）和硅酮（如二甲硅油）。特别是硅酮，可以降低梳理毛发时产生的摩擦，从而降低毛干受损的风险[3]。

洗发香波的添加剂包括控制配方产品的黏稠度和 pH 值的成分，pH 值通常控制在轻度偏酸（3.5～4.5）（如在配方中添加柠檬酸和乳酸）。中性 pH 洗发香波是用于化学处理过的毛发（如永久性染色或烫发）的最佳选择[5]。其他添加剂包括紫外线吸收剂（如二苯甲酮衍生物）、抗氧化药（如抗坏血酸和 α- 生育酚）。

洗发香波中所含的防腐剂可防止细菌污染，包括苯甲酸钠、对羟基苯甲酸酯、EDTA、DMDM 乙内酰脲和 Na_4EDTA。此外，大多数洗发香波还含有其他成分，如色素、香水、珠光剂、保湿剂，以及天然油脂和脂肪酸酯与保湿剂（如甘油和山梨醇）。

婴儿的皮脂有限，所以婴儿洗发香波含有两性洗涤剂（如甜菜碱），温和清洁且不刺激眼睛[6]。

除了普通的洗发香波，还有一类"药用"洗发香波，含有治疗作用的活性成分，主要用于治疗脂溢性皮炎和银屑病。其活性成分包括焦油衍生物、水杨酸、酮康唑、环吡司乙醇胺、吡硫锌、吡罗克酮乙醇胺、二硫化硒、聚乙烯基吡咯烷酮、碘络合物、薄荷醇和胶体硫。美容和疾病治疗相结合，使化妆品的益处与药物的疗效得以共同发挥。

近期，一种含抗氧化药和消炎药组合成分的洗发香波被用于改善雄激素性秃发和（或）休止期脱发中毛囊的氧化应激[7]，有效且安全地减少男性和女性的脱发。其他类别包括所谓的"专业洗发香波"，特别是在特定化学剂处理毛发前后使用的洗发香波。例如，使用阴离子成分的洗发香波，中和漂白后的碱性或减少角质层水肿，以防止染发后的毛发褪色[8]。目前市面销售的洗发香波对皮肤或黏膜一般无刺激性，由于洗发香波与头皮接触时间短，因此也很少发生接触性皮炎。近年来，含有蜂胶等天然成分的化妆品（生物化妆品）的使用呈指数级增长，但已有研究表明，洗发香波中一些成分（尤其是蜂胶）具有很强的致敏性[9]。如果怀疑患过敏性接触性皮炎，需对洗发香波进行测试，即将洗发香波稀释，1%～2% 的水溶液用于封闭斑贴测试，5% 的水溶液用于开放斑贴试验。不同的成分建议分开进行斑贴试验以期获得特异性结果，避免因混合刺激可能会产生的假阳性反应[10]。洗头的频率通常是个人的偏好，这取决于毛发的长度、文化、性别和经济情况。我们建议使用配方合理的洗发香波定期清洁毛发，然后在毛干上使用护发素。

（二）护发素

虽然大多数洗发香波含有不同比例的护发素，但许多消费者喜欢在洗发后使用护发素，以增加毛发的润滑性、光泽和柔顺度。如前所述，毛干带负电荷，而护发素带正电荷；负电荷吸引正电荷到毛干上，所有带电分子相互抵消，毛发产生抗静电作用[11]。护发素能使毛发表皮平滑，同时保持毛发的颜色和光泽。

护发素的常见成分包括 4 种[8]，以下为详细介绍。

1. 阳离子表面活性剂：如氯化十六烷基三甲基铵、苯三胺或丙基三胺、硬脂酰胺丙基二甲胺，被认为是护发素的关键成分；聚合物，如单体和多肽（如水解蛋白质 / 氨基酸，从胶原蛋白和聚乙烯吡咯烷酮中提取的多肽），可以填充毛干缺陷，形成光滑的表面、增加毛发的光泽及同时消除静电。

2. 增稠剂：脂肪醇（如鲸蜡醇和硬脂醇）、蜡（如巴西棕榈蜡和石蜡）或树胶（如瓜尔豆胶）和盐（氯化钠）。

3. 润肤剂 / 油性化合物：天然或合成油、酯和蜡。最常用的合成活性油是硅酮，尤其是二甲硅油；而用于护发素的天然油是荷荷巴油、橄榄油或葡萄籽油等。

4. 辅助乳化剂：如乙氧基化脂肪醇（如聚山梨酯 –80 或鲸蜡硬脂醇聚醚 –20），它们是用于提供护发素乳液稳定性的非离子剂。

在日常实践中，护发素可以有多种使用方法。洗发后立即使用速效护发素，几分钟后冲洗干净；而深层护发素，通常用乳霜配制，可以在毛发上停留 20～30min，增加渗透力。免洗护发素是另一种配方，因为无油所以可留在毛发上，适用于毛发纤细或头皮皮脂过多的人群。

（三）短效和半永久的染发

如今染发剂被用于改变毛发的自然颜色，根据流行趋势改变发色，或将灰白发染黑。众所周知，毛发的天然颜色是由黑素细胞产生的。黑素细胞位于生发的毛球中，色素从黑素细胞转移到毛母质细胞，然后角化成毛发皮质和角质层细胞。

现代染发剂可分为三大类，即短效、半永久和永久性。它们的主要区别在于通过不同碱性 pH 到达毛皮质的能力不同，添加氨或乙醇胺可以上调 pH 值[11]。

短效的染发剂是以洗发香波或乳液的形式使用，在较短时间内改变毛发的颜色。短效染发剂的成分具有高分子量，只会沉积在毛发的角质层，易被去除。染料和阳离子聚合物结合可以降低其溶解性并增加其对毛发的亲和力。产生的聚合物通过表面活性剂分散在碱中以制备获得最终的产品[12]。

例如，指甲花染剂是从植物指甲花中所提取，自古以来被广泛使用，但也常发生接触性过敏性皮炎[13-15]。

半永久性色素由硝基芳香胺或芳香族染料（低分子量）等成分组成，由于它们不会氧化故不与毛发蛋白质结合，通常在 4～8 次洗涤后可被洗掉。它们的重要特点是分子量低，这使得这些产品能够渗透到毛小皮的中间层，而不与毛发蛋白本身结合[16]。因此，半永久染色前不需要做特殊毛发处理，而永久性染色则需要。

三、对毛发有持久染色效果的化妆品

（一）永久性染色

永久性染发剂可以使毛发的颜色变暗 / 变亮，并能抵抗任何外因，包括多次洗涤。这是一个通过化学氧化反应使颜色分子渗入毛发，从而持久改变毛发颜色的过程。其原理在于色素分子渗透到毛干的孔隙中（先前可通过水合和碱化而增大）。为此，分子被氧化并呈现出颜色，这种颜色被传递到毛发表皮和毛皮质的角蛋白，模仿天然的黑素颗粒。

在染色反应的过程中会产生一些中间产物，常见对苯二胺（p-phenylenendiamine, PPD）的衍生物形成深棕色和黑色；或对氨基苯酚的衍生物形成金色。在染色剂中也有一些活性成分，如过氧化氢，它能漂白毛发的原色，并通过氧化染料分子以激活着色剂反应。另一个必要成分是氨，这是一种碱化剂。其他成分包括螯合剂，保持过氧化氢及其活性的化学稳定性，使产品中的催化性金属失活；溶剂，有助于改善染料的黏度和溶解性；表面活性剂，去除毛发表面的油脂。

PPD 及其衍生物是染发剂中最重要的分子，只有通过它们起作用才能使染发功能持久。PPD 是一种半抗原（一种不完全的抗体刺激物质），它能与皮肤中的蛋白质分子结合使机体致敏，之后再次使用会产生过敏反应。事实上，PPD 引起的过敏性接触性皮炎的发病率正在增加，尤其是年轻患者群体[17]。因此，对疑似 PPD 致敏的患者，在染发前至少 48h 需进行皮肤过敏测试。

对 PPD 过敏的患者常会担心使用相关的美发产品，会寻求安全的替代物（如对甲苯二胺硫酸盐）[18-19]。

由于 PPD 的高致敏特点，因此于 2009 年颁布了一项相关法规，该法规规定 PPD 与氧化剂混合后直接涂抹在毛发上的最高浓度为 2%，不能直接涂抹在皮肤、眉毛和睫毛上[20]。在美国，没有关于染发剂中 PPD 浓度限值的相关规定[17]。此外，需明确的重要问题为，是否存在与具有类似 PPD 结构的其他物质发生交叉反应的可能性。

其他常见报道的染发剂过敏原是甲苯 -2，5- 二胺（允许使用的浓度高达10%），对氨基苯酚和间氨基苯酚（浓度最高可达 2%）[21]。

研究指出，含有 PPD 的染发剂也与癌症和致突变有关[22]。

值得注意的是，染发剂会影响一些毛发疾病在皮肤镜下的表现[23]，如永久性染发剂可以渗透毛囊，形成"黑点"征，这是斑秃的表现；半永久性染发剂可以沉积在头皮上，模拟被阳光暴晒或被擦伤的病变表现（图 14-1）。

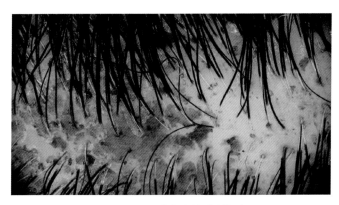

▲ 图 14-1　头皮上染发剂沉积

（二）漂白剂

由于过氧化氢、氨和过硫酸盐等物质的作用，漂白剂可以在不添加染色剂的情况下提供持久的毛发美白效果。

毛发表皮的鳞片翘起后，碱性溶液中的氧化剂渗入毛皮质，对黑素进行化学修饰，使氧化后的黑素褪色[12]。这个过程应该由专业美发师进行操作。

反复的漂白处理会增加毛发孔隙，导致毛发风化（图 14-2）。在该过程中，化学机制往往结合热源处理，这可能会发生头皮灼伤，甚至导致瘢痕性脱发[24]。

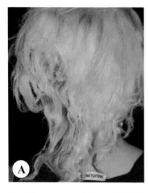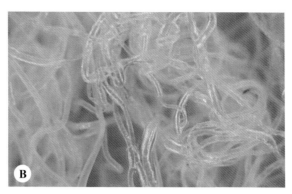

▲ 图 14-2　1 例 37 岁的女性经过多次毛发漂白后毛发的临床表现（A），（B）为其毛发风化的毛发镜图像

（三）永久性烫发

毛发的形状是由遗传决定的，与种族和年龄相关。局部使用洗液或喷雾型化妆品可暂时塑造不同的"发型"，其在一次清洗后可消失。为了持久改变毛发的形状，我们必须通过特定的化学操作来改变毛发内部的化学结构。永久性烫发是一种利用化学物质断裂和重塑发干中稳固的二硫键来制造卷发的过程[25]。首先，将毛发洗净并缠绕在卷发器上（卷发器的振幅将决定卷发的厚度），通过这种方式可以设置所需的毛发形状。然后使用碱性烫发剂（最常用的是巯基乙酸铵）；它促使毛发表皮鳞片隆起，然后进入毛皮质内部，破坏保持毛发自然发型的二硫键。在特定时长后，用漂洗剂冲去烫发剂，接着使用中和剂。中和剂中含有氧化剂（如过氧化氢），能以不同的顺序重组二硫键，从而稳定毛发的新发型。烫发是一项具有危险性的毛发美容操作，在过程中应严密监测。在烫发过程中毛发应免受任何不必要的条件变化（如温度），因为毛皮质在化学结构上不稳定。随着烫发次数的增加，对毛发的损伤程度也随之增加。

（四）毛发拉直

短效直发剂的作用机制是破坏毛发的二硫键，重新连接并重塑结构，使毛发从卷曲变为直发。相反，直发器或"化学烫发剂"是永久性的。直发剂的高

pH（9.0～14.0），可使毛发膨胀，打开毛发表皮鳞片，碱性试剂渗透毛发纤维直至内表皮。直发剂和角蛋白反应，破坏并重排二硫键，使螺旋状角蛋白分子变得柔软和伸展[11]。此过程需要每12周或更长时间重复一次。

碱性直发剂含有1%～10%的氢氧化钠（碱液直发剂）、氢氧化锂、氢氧化钙或这些成分的混合物，如碳酸胍和氢氧化钙（无碱液直发剂）。巯基乙酸铵是此外，还有一种"无碱液直发剂"，它选择性地减弱毛发的半胱氨酸键，而后被过氧化氢氧化。在直发过程中使用烫发器，毛发可进一步被拉直。

毛发拉直的主要不良反应是头皮灼伤和毛发断裂。Shetty等的研究指出[26]，化学拉直毛发最常见的不良反应及其发生率为毛发卷曲，67%；头皮屑，61%；脱发，47%；毛发厚度变薄、发质变细软，40%；毛发颜色变灰白，22%，毛发分叉，17%。

化学直发剂的致癌作用目前仍有争议[27-28]。一种含有甲醛（众所周知的致癌物）的角蛋白疗法已在巴西成功实施，很快巴西的卫生监督组织禁止将任何浓度＞0.2%的甲醛产品作为化妆品使用[29]。随后，甲醛被戊二醛（同属于醛基）所取代，被售于自制化妆品。如今使用的毛发化妆品成分不包含这两种物质，而是基于甲醛释放剂（如甲二醇或乙醛酸）。既往过敏史的患者使用可能会发生急性接触性皮炎。

四、由于不恰当的毛发美容操作导致的毛发异常

（一）毛发打结（结毛症）

结毛症的特征是毛干远端打结。梳理毛发会使毛发表皮的鳞片挠起、毛皮质暴露，从而毛发变得脆弱易断裂。那些金属或木质的梳齿不整齐的梳子可能更易对毛发造成损害[30]。

过度的梳理也可能导致休止期毛发的过早脱落，其特征是毛发根部带有附着的上皮部分，这表明毛发仍附着在头皮上（过早凋亡）。

（二）裂发症

裂发症是发干中间或末端的纵向分裂，由于化学和物理创伤及用力梳理毛发的累积效应所导致[31]。长发因远端的发梢长期暴露于外界，故更易受到裂发

症的影响。常见的导致裂发症的美容操作包括不适当地使用过强的碱性洗发香波、不适当的操作或重复地直发 / 卷发、染色和漂白、过度使用直发器 / 卷发器和使用合成鬃毛的刷子。

（三）结节性脆发症

结节性脆发症是毛发损伤的另一个常见表现，常发生于漂洗和烫发。结节性脆毛症的发干有肉眼可见的白色小结。毛发因破损而脆弱短小。毛干横向断裂处在光镜下呈小结节状肿胀，两端扩大并碎裂，如同两个相对的"扫帚边"。通过毛发镜检查，可看到发干的结节状增厚（低倍镜下）或沿发干分裂成许多细纤维（高倍镜下）（图 14-3）[32]。

（四）毛发缠结症

毛发缠结症指的是毛发可逆或不可逆的缠结在一起（图 14-4）。毛发缠结

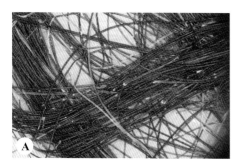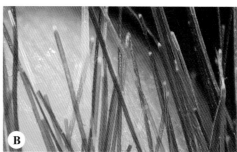

▲ 图 14-3　获得性结节性脆发症在不同放大倍数下的毛发镜图像
A.沿毛干可见结节性增厚（低倍镜下）；B.沿毛干分裂成许多小纤维（高倍镜下）

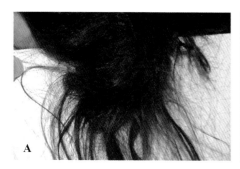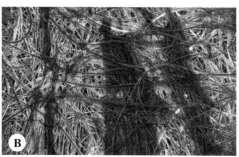

▲ 图 14-4　毛发缠结症的临床表现（A）和毛发镜图像（B）

症可以是可逆的，如在枕区出现毛发风化的患者。对长期卧床患者的毛发施加摩擦时易发生毛发缠结。虽然毛发缠结可以通过养护和温和的梳理来解决，但它往往会在同一部位复发。在受损伤的长发中常见轻度的不可逆缠结，这时可能需要修剪掉一小部分发簇。此外，严重的毛发缠结非常罕见，通常会突然发生并可能累及大部分毛发。确切的发生机制仍不完全明确，目前认为是多因素原因所致。产生缠结的因素包括机械损伤（行为问题、洗发过程中的摩擦、刮伤）、湿度和毛发风化。修剪缠结的毛发通常是必需的。预防措施包括定期使用温和的洗发香波和深层护发素，轻柔梳理毛发，以避免毛发纤维缠绕 [33]。

（五）泡沫状发

泡沫状发也是毛发受损的表现，其特征是由于毛干内的水分汽化在毛皮质内形成空腔，导致角蛋白水解和局部空气膨胀 [34]。频繁的美容或烫发是这种疾病的主要原因，特别是潮湿的毛发长时间暴露在高温（＞175℃）环境（如电吹风或电卷发器）[35]。毛干内这些气泡与毛发脆性相关，使毛发容易断裂 [36]。对毛干的显微镜检查和毛发镜检查可见大小不一的气泡，使毛发呈现"瑞士奶酪"的外观（图 14-5）[37]。

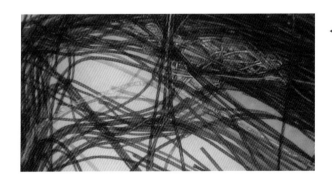

◀ 图 14-5　典型的泡沫状发

五、对毛发有外部效果的毛发化妆品

瘢痕性和非瘢痕性脱发的患者会因病情遭受心理上的烦恼，并希望掩盖脱发的表现。幸运的是，患者有各种可供选择的遮饰的方法（从短效的到近乎持久效果的）。

（一）接发

由于美容和医疗目的，接发在全球范围内已越来越普及。用于该操作的毛发是由人造毛发或人的真发做成，并用胶水、编织、缝纫或夹子接在现有的毛发上。为了达到美观和谐的效果，接发须与现有毛发的方向一致，并且长度不超过患者现有毛发的两倍。局部的不良反应最常见的是牵拉性脱发，随着时间的推移可对毛囊产生持续的拉力，导致其从毛囊开口处松脱，最终导致脱发（图 14-6）[38]。其他不良反应也可见毛发缠结、瘙痒、压痛和局部疼痛。被用于接发黏合剂中的胶水或天然橡胶，可致使用者出现过敏性接触性皮炎或接触性过敏反应[39]。

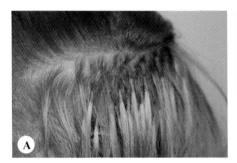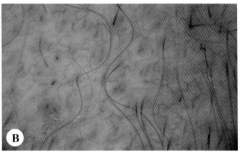

▲ 图 14-6　因接发导致的牵拉性脱发的临床表现（A）和毛发镜图像（B）

非自主异常食入接发会导致毛粪石（trichobezoars）[40]，极少数情况下会导致 Rapunzel 综合征，这需要接受手术治疗和精神科检查[41-42]。

此外，还发生过一起行凶者利用受害者的长假发进行勒杀的案件[43]。

（二）毛发纤维和色素产品

局部使用天然色毛发增厚纤维可有效覆盖脱发区，如雄激素性秃发[44]，但需要现存毛发接合，因此这在秃顶区是无法使用的。它们来自羊毛或米角蛋白、人造丝或人的毛发，需每天使用。它们通过静电附着在毛发上，因为它们是带正电荷的羊毛角蛋白粒子，附着在头皮上带负电荷的末端和毳毛纤维上[45]。在毛纤维上喷定型剂可以提高其稳定性（图 14-7）。

色素遮瑕粉、乳液和喷雾是其他的选择。它们是有色的，可与药物治疗联合使用[46]。这些产品的缺点包括需要每天使用，以及可能引起瘙痒和皮肤刺激。

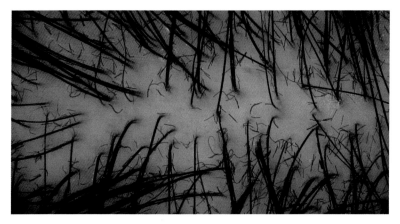

▲ 图 14-7　毛发纤维吸附在雄激素性秃发患者头皮的毛发镜图像

（三）假发

假发的种类可以分为假发、半假发、（男用）小型遮秃假发、叶片状发片、大片状假发和（女子美发用）小束假发[47]。人的毛发做的假发是最昂贵的，而且需要每2~4周清洗1次，根据制造公司的不同，可以持续使用2~3年。它们允许毛发自然动作和造型的灵活性。人造假发更结实和更容易保养。

可使用绑定、胶带粘连或夹子附着，但可能引起接触性皮炎，尤其是假发黏合剂（如丙烯酸酯）（图 14-8）[48]。

一种新型毛发黏附系统还包括附着在整个头皮的基底部分，而不仅仅是边缘[46]。通常建议在使用前对假发的组分进行斑贴试验。

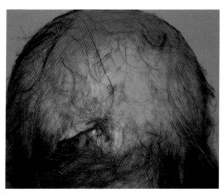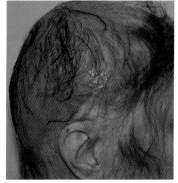

▲ 图 14-8　毛发扁平苔藓患者因假发中的丙烯酸酯发生严重的过敏性接触性皮炎

六、毛发色素沉着

毛发色素沉着也被称为头皮微色素沉着（scalp micropigmentation，SMP），是最近发展的一种永久性的用文身来模拟毛囊的技术（图 14-9）。它为瘢痕性脱发、斑秃或全秃、化疗患者、头皮畸形患者，以及有其他疾病（如眉毛疾病）的患者提供了很好的解决方案[49, 50]。

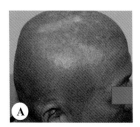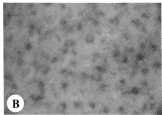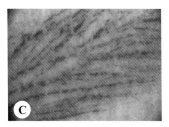

▲ 图 14-9　头皮微色素沉着的临床照片（A）和毛发镜图像（B），并累及眉毛

SMP 是一种永久性遮瑕膏，它使用不同色调、黏度的颜料做成各种配方，利用各种尺寸和形状的针来操作。在进行这项技术时，为了获得自然的效果必须评估许多因素，如美学、头皮上的瘢痕、头皮颜色、毛发颜色、剩余的毛发数量，以及所用色素的颜色和黏度。在进行 SMP 操作时，先使用标准文身仪将一微小色素滴插入皮肤并进入真皮层上部，文身仪支持 1～6 根针，以每秒 100～150 次的速度循环。完成此过程需要多个环节。随着过程的推进，操作者会不断做出技术上和美观上的判断，1 毫米接 1 毫米地定制患者的每种治疗方法。

该技术的风险包括皮肤感染、对色素过敏和传染病播散的风险（如艾滋病或肝炎）[51]。

七、功能性化妆品 / 药妆

1984 年，宾夕法尼亚大学的 Albert Kligman 博士创造了 "cosmeceutical"（功能性化妆品 / 药妆）一词，阐述了一种介于化妆品和药品的混合产品类别，这无疑已席卷了全球的个人护理行业[52]。对 Kligman 博士来说，功能性化妆品代表了一种作为化妆品销售的外用制剂，但其性能特征又具有药物作用。

尽管这一类别仍未得到美国食品药品管理局或欧盟的正式认可，但多年来，这一名词已经得到应用和认可，即用于指定化妆品和药品之间的边界产品[53,2]。

因此，功能性化妆品是含有药理活性成分的局部护肤品（表 14-1）。在毛发疾病方面，它们主要用于强韧毛发、防脱、刺激毛发生长和改善毛发质地。

功能性化妆品的理想特点是有效、安全、外用配方稳定、在皮肤内代谢和制造成本低[54]。大多数功能性化妆品的不良反应罕见[2]，但轻度和短暂的刺激性皮炎或接触性过敏性皮炎可以出现。

表 14-1 最常用的功能性化妆品

维生素 C	维生素 E
对苯二酚	α/β- 羟基酸
肽类	视黄醛
视黄醇酯	视黄醇
紫草科植物	菊科植物
荷荷巴油	甘草精
树皮提取物	玫瑰
姜黄	奶蓟草
薰衣草	熊果苷
曲酸	大豆
芦荟	咖啡因
谷胱甘肽	植物固醇
泛醇	神经酰胺
锌	西酸模提取物

改编自 Pandey A，Jatana GK，Sonthalia S. Cosmeceuticals.[Updated 2019 Nov 11]. In: StatPearls [Internet]. Treasure Island（FL）：StatPearls Publishing；2020 Jan.

第 15 章　脱发的心理影响

Psychological Aspects of Hair Loss

Andjela Egger　Antonella Tosti　**著**

齐思思　**译**

一、概述

皮肤病患者承受着巨大的心理 / 精神负担。脱发作为常见的皮肤病,对患者的影响也不例外。靓丽的头发一直是健康、美丽、魅力和自信的象征。因此,无论哪种病理生理机制引起的脱发,都会严重困扰患者身心健康。压力通常表现为心理 / 精神症状,甚至演变为心理 / 精神疾病。此外,某些脱发也可能因为心理 / 精神因素而进展[1]。当脱发与心理 / 精神疾病并存时,无论首先出现哪种情况,都使用新的术语"精神毛发病学"[2]。

根据研究数据,尤其是斑秃的数据显示了毛发疾病与心理 / 精神疾病的双向关联[1, 3]。许多研究表明大多数常见类型的脱发,包括雄激素性秃发和斑秃都与心理 / 精神疾病有关,如焦虑症、抑郁症、强迫症及生活质量低下[4]。因此,对于医疗保健提供者来说,当遇到有脱发、心理 / 精神症状和疾病的患者,进行全面评估并正确、有效地作出诊断,为患者提供优质护理非常重要。Harth 等强调正确评估和诊断精神毛发疾病患者,并提出一种从心理 / 精神角度进行鉴别诊断的方法。他们将精神毛发疾病具体分为原发性和继发性。原发性疾病中的脱发是由潜在的心理 / 精神疾病直接导致的;在继发性疾病中,心理 / 精神疾病是先天性或后天性脱发相关的合并症,可能诱发但不是直接的原因[2]。

在原发性心理 / 精神疾病中,脱发是由拔发和其他为了减轻压力或焦虑而采取的某些操作引起(表 15–1)。

本章将讨论原发性和继发性精神毛发疾病，并简要讨论当前的治疗选择、患者满意度，以及对精神 / 心理疾病与脱发合并患者采取整体治疗的重要性。整体治疗包括抗抑郁药、放松疗法、治疗课程、锻炼及其他可能的选择。

表 15-1　由心理 / 精神原因导致的原发性脱发及其诊断

自诱导疾病	其他原因
<ul><li>拔毛癖</li><li>强迫性剪发或剃发</li><li>持续摩擦头皮导致发干断裂</li><li>代理（让别人帮忙）拔毛癖</li><li>强迫性拔掉或扭断自己头发</li><li>消化道中形成毛粪石（拔发并吞下）</li><li>人工皮炎</li></ul>	<ul><li>躯体形式障碍</li><li>社交恐惧症</li><li>强迫症</li><li>人格障碍</li></ul>⋮ ⋮ ⋮

二、雄激素性秃发

尽管雄激素性秃发（androgenetic alopecia，AGA）被认为是衰老的生理表现，而不是病理过程，但 AGA 仍给患者带来极大压力。在男性中，AGA 被认为是衰老的标志，影响外观形象。由于担心变老和吸引力降低，许多男性会寻求包括毛发移植在内的治疗[5]。许多男性公开表示 AGA 会造成困扰，并对他们的身体、形象产生负面影响[5]。在正常人的评论中，AGA 患者被认为比未脱发者年龄显得更大且外表没有吸引力[6]，这不足为奇。这种观点对情绪的影响在年轻人、单身男性、出于自尊心对身体外观高度重视的男性，以及在脱发之前就充满不安全感的男性中尤为突出[6-9]。Wang 等研究了 355 例患有 AGA 的中国大学生，包括 340 例男性和 15 例女性，年龄在 17—40 岁，调查发现 AGA 患者的抑郁、恐惧、精神症状、躯体化症状、人际敏感性、强迫症和总体严重性指数与年龄、性别、受教育程度和地理位置相匹配的对照组相比较，均存在显著差异[10]。患 AGA 的医学生和艺术专业学生的人际敏感性，恐惧感和抑郁的得分明显高于其他专业的学生[10]。尽管一些研究发现，男性患者因 AGA 引起的心理困扰可能不如其他类型的脱发严重，如斑秃（alopecia areata，AA）[11, 12]。但 Gonu 等比较了 AGA 和斑秃，发现患有 AGA 的男性、女性患者受疾病影响的程度都明显高于斑秃[13]。

一项关注性别差异的研究发现，患有 AGA 的女性比男性更易受到心理影响[14]。头发是女性美丽和吸引力的主要来源，因此脱发会给女性患者带来极大的困扰。Cash 等发现被诊断 AGA 的女性患者，其生活质量较健康女性明显降低 [14]。此外，患者有时可能会低估自己的病情，以减轻其心理压力 [15]。

三、斑秃

最近，斑秃（alopecia areata，AA）与心理 / 精神因素之间的双向联系备受关注。Vallerand 等发现大量患有重度抑郁症（major depressive disorder，MDD）的患者最终会患上 AA。患 MDD 会使一个人罹患 AA 的风险增加 90%（HR=1.90，95%CI 1.67～2.15，$P<0.001$）。相反的事实也被证实，AA 患者罹患 MDD 的风险增加 34%（HR=1.34，95%CI 1.23～1.46，$P<0.001$）[1]。

最近的研究表明，与银屑病性关节炎患者和健康对照相比，AA 患者的 IL-17E/25 细胞因子水平升高。此外，AA 患者中分别有 18% 和 51% 的比例患有抑郁症和焦虑症。在那些同时罹患 AA 和抑郁症的患者中，IL-17E/25 和 IL-22 水平与抑郁之间呈正相关。而 AA 严重程度更高的患者，IL-17E/25 水平更高 [16, 17]。这些研究结果为发现参与 AA 的潜在炎症因子和细胞因子失衡铺平了道路，这些炎症因子和细胞因子失衡可能导致了精神疾病的发展，如抑郁症和焦虑症。其他许多研究也报道了 AA 与心理 / 精神疾病之间的关联 [18, 19]。一项研究显示诊断为 AA 的成年患者中有 77.6% 患有精神类疾病，并对患者生活质量产生负面影响。此外，该队列中有 65.9% 的患者表现出焦虑或抑郁迹象，且存在自杀风险 [20]。同一项研究显示 76.7% 的儿童患者认为 AA 对他们的生活质量产生了负面影响，但与成年人相比，有抑郁迹象的百分比较小（6.3%）[20]。进一步的研究发现，AA 患者自杀未遂率增加，且 AA 与述情障碍（alexithymia）之间也有相关性 [19, 21]。述情障碍是一种认知障碍，其特征是情感识别和表达受损，通常会严重影响患者的人际关系。AA 和述情障碍之间的联系如此普遍，以至于对 AA 患者评估时，建议除了其他可能的心理 / 精神症状外，应该积极寻找述情障碍的迹象 [4]。当评估哪类人群罹患合并性精神疾病的风险更大时，研究显示出不同的结果。Mulinari-Brenner 医师发现年轻女性，AA 病情较重或原先患有精神疾病的患者，罹患合并性心理 / 精神疾病的风险更大 [3]。Okhovat 等在他们的系统评价和 Meta 分析中发现成人 AA 和严重 AA 患者，患合并焦虑症和抑郁症的风险增加。但与 Mulinari-Brenner 研究结果相反，他们发现在年轻 AA 及轻度 AA 患者中，AA 与抑郁或焦虑之间无相关性 [22]。另一项研究则关注 AA

复发与精神症状的关联，结果显示复发次数和较多精神症状之间呈显著正相关。强迫症和偏执观念与 AA 发病呈明显正相关[23]。此外，与之前讨论相反，一项涉及 13 个欧洲国家的研究发现，与 AGA 患者相比，AA 患者的生活质量明显降低，无论其性别、年龄、合并症和抑郁水平如何（平均皮肤病生活质量指数得分为 5.8 vs. 2.5）[12]。AA 患者有 74% 可能性会终身出现一种或多种心理/精神疾病，39% 的概率出现 MDD 和焦虑症的症状[24]。尽管有一些研究报道显示 AA 与心理/精神合并症之间没有关联[18, 25]，但有大量证据证明并非如此，且证据等级更强[4, 26]。

四、休止期脱发

压力被认为是导致休止期脱发（telogen effluvium，TE）的一个常见原因，休止期脱发通常在重大人生事件（如哀悼或离婚）后出现。另外，TE 会对患者的情绪状态产生极大影响，使该疾病进一步持续下去，并导致更严重的抑郁和焦虑症状，尤其是在女性患者中[27]。

五、化疗导致的脱发

化疗引起脱发的压力和情绪负担会促使一些患者选择疗效较差的化疗药物，以避免脱发的不良反应[4]。几项研究发现，调查会引起巨大心理压力的化疗不良反应，脱发常位列前三。这一发现在女性患者中尤为突出[28-30]。一项针对乳腺癌患者的研究表明，对于该群体，脱发是最具挑战性的化疗不良反应[31]，脱发比乳房切除术更令人难以接受[32]。建议对患者进行教育，告知会出现脱发的不良反应，并在进行化疗之前提供可能的应对策略，以改善她们的健康状况、幸福感，并增强对化疗方案的依从性[28, 29, 33]。此外，就可能的应对选择进行讨论，如是否选择假发，是否选择其他的遮盖物，提前剪短头发等可能有助于缓解患者对癌症治疗的担忧。

六、原发性精神/心理因素导致脱发

有几类完全由原发性精神/心理疾病的导致脱发，如自诱导疾病、躯体形式障碍、社交恐惧症、强迫症和人格障碍。自诱导疾病包括拔毛癖、强迫性剪发或剃发、持续摩擦头皮导致发干断裂、代理（让别人帮忙）拔毛癖、强迫性拔掉或扭断自己头发、消化道中形成毛粪石（拔发并吞下）（表 15-1）。躯体形式障碍包括躯体化障碍、软骨病、身体畸形症和持续性躯体疼痛。导致脱发的人格障碍包括强迫型人格障碍和自恋型人格障碍。关于这些疾病的详细定义和描述可以在 Harth 等所著的综述中找到 [2]。识别原发性精神 / 心理疾病很重要，因为在毛发门诊就诊的患者中有约 30% 的患者主诉其有脱发症状却无法提供客观证据。这些患者主观上经历脱发，且对他们的生活质量产生负面影响 [2, 34, 35]。对他们的处理尤其具有挑战性，因为他们强烈地主观认为自己出现脱发，而医生诊断其患有某种心理 / 精神疾病可能会导致其挫败感、对医生不信任并削弱医患关系。医生在诊疗过程中表现出同理心和耐心，对所关注的疾病、体征和症状进行教育，并逐步引入针对性的放松技术、心理药物疗法和（或）心理疗法等治疗方式，是帮助该患者群体的最佳方式。

七、处理

值得注意的是，大多数脱发患者对当前的药物治疗不满意，并且越来越多的患者寻求替代选择，包括心理健康服务和治疗 [36]。如前所述，脱发患者会受到心理精神疾病的严重影响，因此针对性干预非常重要。

目前尚缺乏有关替代疗法治疗脱发实际功效的数据，进一步的临床试验可能有助于为这些患者开发出更令人满意的治疗方法。尚不清楚心理疗法能否促进 AA 患者的毛发再生 [37]。然而，一项研究显示接受心理放松治疗 6 个月后，6 例 AA 患者中有 5 例出现毛发再生 [38]。Rajoo 等发现累及 >50% 头皮面积的 AA 患者中，参加体育活动锻炼少者，更有可能出现严重抑郁（$P=0.003$），中度焦虑（$P=0.04$）和轻度压力（$P=0.003$）[39]。脱发（特别是 AA）和心理 / 精神疾病的联系越来越紧密。因此，皮肤科医生和精神科医生都应参与这些患者的护理 [40]。患有严重 AA 的患者进行体育锻炼可能会改善精神健康状况。尽管有必要进行更多的研究，但运动可能是应对疾病困扰的一种方法。此外，Eskeland 等证明在合并患有 AA 及精神疾病的患者中使用抗抑郁药具有显著的益处，并将其作为皮肤科医生治疗该类患者的潜在工具。他们推测抗抑郁药可能通过抗炎作用而使患者受益 [41]。一项研究发现，用丙咪嗪治疗的 7 例患者中有 5 例出现毛发再生^[42]。然而，也有报道称抗抑郁西酞普兰实际上会引起脱发^[43]，因此有必要进行更多的研究以建立更确切的抗抑郁治疗方案。

重要的是，大多数脱发治疗费用保险公司不能报销。因为这种治疗本质上被认为是纯粹的美容，但如本章所述，脱发的影响远远超出了外表容貌。医生应该宣传该疾病的心理影响，并主张患者获得的治疗结果不仅有益于他们的身体，而且有益于他们的心理和情感，这点非常重要。此外，考虑到脱发是综合性诊断，会对患者的整体健康产生重大影响，因此，采取全面的管理显得非常重要。这其中不仅包括药物治疗，还应确保对患者的心理 / 精神状况和安全性进行适当评估。组建强大的支持小组，干预健康行为和习惯，并提供精神 / 心理服务以帮助患者应对疾病的困扰。如前所述，这对接受化疗的患者尤为重要，因为这类人群可以提前接受有关疾病的教育并为后续治疗做好准备，这样有利于减轻他们的心理负担并对其健康产生积极作用。

八、结论

脱发由多种原因引起，并表现出不同的形式。之前认为脱发的原因之一是既往存在的心理 / 精神疾病，但越来越多的数据表明该关联是双向的，而不是单向的。该结论在 AA 中尤其突出。无论脱发的原因或病程长短如何，脱发都会严重影响人们的健康和幸福指数，而适当的治疗可以提供美容方面的益处。更多的研究关注于脱发与心理 / 精神疾病的关联和毛发整体干预，可帮助阐明脱发发病机理、提供更好的干预选择，最终为改善脱发患者的生活质量提供机会。

第 16 章　毛发移植的现代技术

Modern Techniques in Hair Transplantation

Bessam Farjo　Nilofer Farjo　**著**

金羽青　吴　巍　**译**

一、概述

日本医生 Shoji Okuda 在 1939 年 [1] 的一项临床报道中首次提出了使用圆形打孔器进行毛发移植，这是现代植发操作的基础。他对 200 位手术患者的情况做了非常详细的描述，不仅描述了优势供区而且还描述了我们今天所知道的移植后毛发脱落和再生的特征。20 年后，美国皮肤科医生 Norman Orentreich 编撰的文章介绍了他的 4mm 打孔移植技术（4mm punch graft technique）[2]，才让这项通过外科手术治疗男性脱发的技术得以普及。不过，这些早期移植病例会出现插头状毛发或布娃娃状毛发（pluggy/dolls-hair）的不自然外观，因此为了达到更好的美学效果，现在的移植片被要求越来越小。

目前我们所知道的毛囊单位（follicular unit，FU）移植技术主要是利用头皮上的自然分组来恢复毛发。1984 年，Headington 描述了这些毛囊单位 [3] 的构成，包括终毛 / 毳毛 / 微毛（terminal/vellus/miniaturized hairs）及其附属的皮脂腺、小汗腺（eccrine gland）、立毛肌、脂肪组织、毛囊周围真皮，以及神经和血管网络 [4, 5]。

二、适应证

第一步是明确诊断，特别是女性型脱发（pattern hair loss，PHL）的诊断是一种排除诊断。如果建议手术，那么它必须是终身治疗计划的一部分，通常需要辅以非手术治疗，但也要记住，患者不太可能永远坚持药物治疗。

毛发移植手术最常见的适应证是男性和女性的雄激素性或模式型脱发（androgenetic or pattern hair loss，AGA/PHL）。植发手术也常应用于创伤造成的脱发，如牵拉性脱发、眉毛过度拔毛、烧伤（包括因美发而造成的化学烧伤）[6]、放射和意外事故造成的瘢痕。通常拔毛癖在未经心理干预的情况下不适合手术。而一些先天性疾病，如三角型脱发（图 16-1）、眉毛少毛症（图 16-2）、女性高额头（图 16-3），无胡须等也可以进行手术矫正。

有时在静止期或终末期瘢痕性脱发，如毛发扁平苔藓（图 16-4）和 Brocq 假性斑秃，可以进行手术治疗；然而，必须告诫患者潜在的病理可能因此再次被激活[7-9]。前额纤维化性脱发（frontal fibrosing alopeci，FFA）通常被大多数外

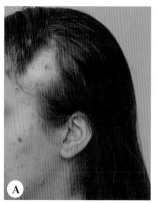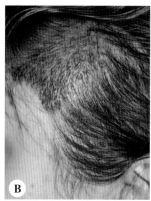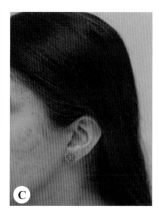

▲ 图 16-1　A. 29 岁女性单侧三角形脱；B. FUT 术后即刻效果；C. 术后 1 年效果

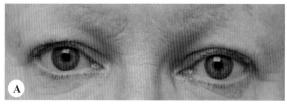

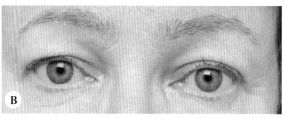

◀ 图 16-2　A. 52 岁女性，长期过度拔眉；B. 术后 6 个月，FUT 法移植 400 株

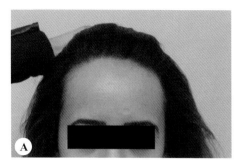 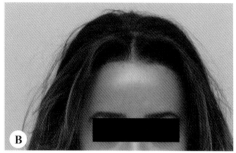

▲ 图 16–3　**A.** 无脱发史的 **26** 岁女性先天高发际线；**B.** 术后 **2** 个月，额部缩小术推进发际线

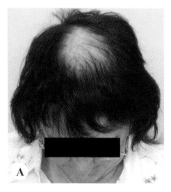 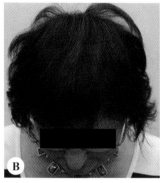 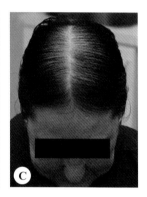

▲ 图 16–4　**A. 57** 岁女性，长期稳定的毛发扁平苔藓，未接受药物治疗；**B.** FUT 植发术后 **1** 年；**C.** 术区头发中分

科医生认为是一个禁忌证；但有一种情况的 FFA 是可以手术的，即 FFA 患者的眉毛修复，因为只需要一小块区域的供体，但必须告知患者，手术效果可能不是永久性的，有可能需要重复手术。

　　对于由代谢疾病（糖尿病、甲状腺疾病、贫血等）、药物和自身免疫性疾病引起的弥漫性脱发，植发手术是不可取的。但对于女性的多囊卵巢综合征（PCOS），如果患者正在接受抗雄激素治疗，那么手术治疗可以是一种选择。化疗后的永久性脱发也可以接受手术治疗，但这取决于供体毛发的质量和数量。

三、患者的选择

　　一般选择诊断为男性或女性型脱发的患者，但也可以考虑推断为其他病因的患者。当选择手术候选人时，应该首先通过药物治疗来稳定脱发。目前只有米诺地尔和非那雄胺被许可用于遗传性脱发，但对于那些不适合或不愿意使用处方药物的患者，也可以考虑其他辅助治疗，如光生物调节、富血小板血浆、营养补充药和局部刺激（如伴随或不伴随美塑疗法的皮肤滚针）。

刚开始开展毛发重建手术的医生应该非常谨慎选择合适的病例进行手术（表 16-1）。患者的脱发程度、年龄和供区毛发特征这些因素均需要被重点关注。

表 16-1　理想的患者选择标准

具体分类	选择标准
Norwood 分级	Ⅲ～Ⅴ级
年龄	＞25 岁
家族史	男性家族成员＜Ⅴ级（Norwood 分型）
毛发类型	直径粗圆柱状、波浪状、发色与肤色的对比度低
皮肤类型	肤色与发色的对比度低
供区毛发密度	高毛囊单位密度，毛囊单位内毛发数量多

1. Norwood/Ludwig 分型　为了简化，作者只针对这两种分型，但不管脱发的分型方法是什么，概念都是一样的。中期脱发（Norwood Ⅲ～Ⅴ级和 Ludwig Ⅱ级）的患者是最佳的人选，因为外科医生通常能满足患者的期望。对于早期和晚期脱发的患者，是最难制订手术计划的。在脱发早期阶段（Norwood Ⅰ级、Norwood Ⅱ级、Ludwig Ⅰ级），很难预测最终的脱发程度和患者满意的预期，所以最好是尽可能长时间地进行药物治疗（图 16-5）。此外，优势供区的可用度是至关重要的考虑因素。为了达到预期效果，患者需要多次手术，而手术的覆盖范围通常是有限的。这些患者的额部区域必须是优先覆盖的，因为这个区域是面型框架的重要部分（图 16-6）。

2. 年龄　对于处于早期脱发的年轻患者来说，关注年龄特别重要，因为他们可能不了解手术后远期会发生的一系列情况。因此，在治疗＜25 岁的人群时要非常谨慎，尤其是父母双方都有严重脱发家族史的人。为了治疗年轻患者的高发际线，可能会消耗他的供区毛发，而当患者进一步脱发时将面临无发可移的窘境。

3. 毛发特征　最佳的供区毛发特征是毛囊单位密度＞70FU/cm^2、毛发粗壮、

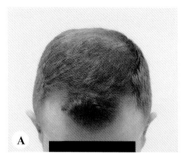
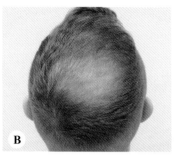

▲ 图 16–5　**A.** 年轻 **AGA** 男性正面和顶视图，脱发显著且可能进一步
进展。过早毛发移植可能会损害他的供区和受区之间的平衡。患者有
很大的潜力通过非手术治疗来增加头发数量。**B.** 同一例男性的后视图，
顶部可能会失去更多头发，但通过药物治疗也会显著恢复

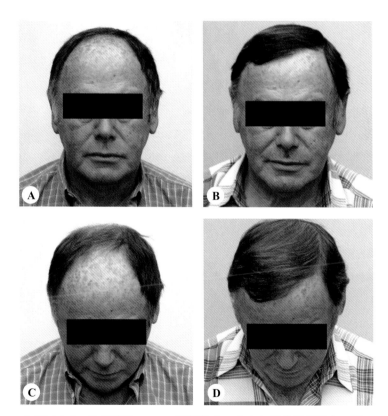

▲ 图 16–6　**60** 岁男性，**AGA** 病情稳定，未来加重的可能性小，而
且这类患者往往有更现实的期望

A. 术前正面观；B. 植发 2800 株 1 年后的正面观；C. 术前俯视观；D. 植
发 2800 株 1 年后的俯视观

毛囊微小化不明显。当毛囊单位密度＜70FU/cm²、毛囊微小化＞20%时，手术预后较差。此外，患者的毛发颜色与皮肤颜色的对比度会影响结果。毛发和皮肤颜色的高对比度（如大的颜色差异）会产生更大的透光效果和更少的覆盖效果。相比之下，波浪形或卷曲的毛发可以用较少毛囊数量获得更好的遮盖效果。

4. 种族差异　白种人的平均头皮毛发密度约为毛囊单位（FU）密度的2.5倍。这个倍数基于枕部供区毛发的变化为65～85FU/cm²且大多为2根毛发的毛囊单位（＞50%）来计算得出[10]。东方人的毛发往往非常直且较少有大数量的毛囊单位，而黑种人的毛发密度低但卷曲以致能获得较大的覆盖效果。

四、禁忌证

头皮手术只涉及皮肤和皮下组织，若患者同时进行其他皮肤病治疗，手术则是禁忌证。术前应该对患者的皮肤进行评估，如果有任何会导致感染或延迟愈合的情况（如皮炎、贫血、不稳定糖尿病），应在手术前进行治疗。重度吸烟者也可能出现愈合延迟，因此应鼓励他们在手术前停止吸烟或至少减少吸烟[11]。

如上所述的瘢痕性脱发可能亦为手术禁忌证，这取决于其类型和活跃度，特别是嗜中性瘢痕性脱发，如脱发性毛囊炎（folliculitis decalvans）。事实上，手术可能会重新激活一些瘢痕性脱发。如 Kobner 现象，已经在一些患者的手术过程中发生过，因此需要告诫银屑病患者这种情况。

手术通常需要在局部麻醉下进行数小时，这个过程中需要使用肾上腺素和镇静药，所以对患者进行适当的医学评估是必需的。术前应保持心血管系统的稳定，包括控制高血压。同时还要考虑他们是否有较大的深静脉血栓（deep vein thrombosis，DVT）风险，因为手术可能需要进行一整天。虽然这不是绝对的禁忌证，但必须在术中定时让出额外的时间来给患者活动一下。此外，需要考虑的问题是，他们是否有潜在的血液病或正在服用药物（如华法林或其他抗凝药物）而带来的出血风险。遇到这类情况时，应该寻求专科医生的会诊意见。

在准备进行 FUE 提取手术时，实际还需考虑患者是否可以耐受长时间的俯卧姿势，是否有既往的背部或颈部问题，是否有呼吸困难问题而不能长时间俯卧。

五、手术技术

现代毛发移植的历史沿革

最早进行毛发移植手术的人采用了 4mm 打孔获取的移植物，尽管这些移植物能够存活生长，但这种技术存在若干问题。首先，每个移植物约有 20 根毛发，为了存活，每束毛发之间至少要有相等的距离来保持互不接触，这会导致形成 "插头" 状或 "布娃娃" 状毛发的外观，在发际线位置会显得特别不美观。其次，供区要么通过二期愈合要么需要缝合，无论哪种情况，大而圆形的瘢痕会导致患者不能留短发。由于这些缺点，外科医生很快改进了这项技术，将移植物一分为二或一分为四，以产生更小的移植物。

随着技术的进一步创新，供区的毛发被条状切取，然后在放大镜下切成小型（5～8 根）和微型（1～3 根）移植物。后来随着立体显微镜的应用，可以分离获得自然的毛囊单位，这些毛囊单位通常包含 2～4 根毛发及少量单根毛发，这就是我们今天所知的艺术植发 [12-14]。移植这些自然成群的毛发，不仅可以产生最自然的外观效果，而且也可以获得最好的移植成活率 [15]。

到 21 世纪初，就像钟摆摆了一圈，环钻冲压移植（punch grafting）再次出现，但现在使用的是微环钻（平均直径 0.8～1.0mm）以便获取单个毛囊单位 [16]。这被称为毛囊单位提取术（follicular unit excision，FUE）。现在提取毛囊单位的手术设备已经得到了显著的改进，所以资历尚浅的医生会比较容易进入这个行业。该技术的另一个优势是，与切头皮的毛发移植术相比，现在的手术团队更小、所需要的训练也更少。随着竞争的加剧和患者需求的增加，许多人提倡微创、无痛、无瘢痕和无限制移植的手术。然而，随着植发技术入门门槛的降低，因为缺乏基本功训练所致的不良结果也随之而来，如无法正确设计发际线。此外，在许多新开的诊所，做手术的甚至都不是医生而是技师。

如今，毛囊提取术（FUE）和头皮条切取技术（strip harvesting technique，strip FUT）都是常用的方法。但如果对发际线设计有更深的理解并加以恰当的手术操作，只用 FUE 就可以让毛发移植达到自然且无痕迹的效果（图 16-7）。

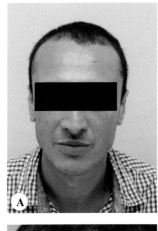
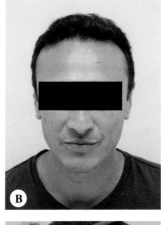
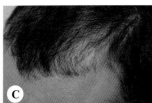
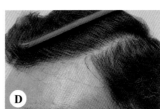

◀ 图 16-7　**35 岁男性 AGA，有明显的脱发，家族史和脱发模式提示脱发还有加重的可能，同时给予口服非那雄胺和 FUE 植发治疗**
A. 术前使用非那雄胺稳定脱发后；B. 发际线和额部植发术后 1 年；C. 术前发际线左前观；D. 术后 1 年特写显示发际线的自然外观细节，这个细节很重要，因为它显示了外科医生的技术水平和他对这个手术的投入度

六、手术计划

　　一旦确定了合适的患者，那么就要为他制订一个手术计划，这通常是一系列的操作，既要考虑短期问题又要考虑其全生命周期的问题，因为他们的毛发还在逐渐变少。需要向患者传达的最重要的信息是，目前技术下的植发只是毛发组织的重分布，而不会产生额外的毛发，换句话说，毛发的总量是有限的，这意味着受区的效果也是有限的。如果供区和受区之间相差太大，不进行手术可能是明智的选择。区分毛发密度（根 /cm^2）和毛囊单位密度（FU/cm^2）是非常重要的。在与患者交流时，需要明确讨论的是毛囊单位数量还是毛囊的数量，因为这两个数量是完全不同的。

　　正如我们所知，身体都有一定的愈合能力。因此，无论在供区还是在受区，一定数量范围内提取和种植可获得最佳的愈合效果和毛发存活率。植发医生通常需要足够数量的供区毛发来在一次手术中恢复受区约 30% 的密度。

　　此外，其他值得注意的是，手术结果不会随着患者年龄变老而改变。所以，如果对一个年轻的患者做了一个较低的发际线，当他年纪大一些的时候，这个发际线可能会看起来不自然。随着患者脱落的毛发增多，手术效果也会逐渐变得不自然。这对于 Norwood Ⅲ～Ⅳ级患者尤其如此，他们后来发展到更严重的脱发类型，在他们发际线逐渐后移的过程中留下一撮永久存在的毛发和一大片的中央秃顶区域。如果他们没有足够的供区毛发来二次填充，那么他们的情况比让秃顶自然发展更糟糕。应确保让患者理解这些问题，这对满足他们的期望是至关重要的。下文将详细介绍这些操作的每个部分。

七、毛发供区

（一）安全的供区范围

在 FUT 和 FUE 中，安全的供区范围基本是相同的，即顶部和枕部头皮上有终毛的区域，这些区域毛发不太会随着 AGA 的进展而消失。在那些处于脱发早期阶段的患者中，这可能很难确定，所以需要全面了解其家族史来研究家族中脱发的模式。以下是一些可以遵循的一般准则。

1. 对于 FUT，供区上缘应至少距晚期 AGA 的脱发区域下 2cm；对于 FUE，则需要约 1cm 距离。

2. 对于 FUT，下缘至少高于项部毛发 2cm；在 FUE，则需要高于项部毛发 1cm。然而，需要在脑中反复提醒自己，逆行性脱发（retrograde alopecia）也可能发生。

3. 前缘应保持在外耳道垂直线之后。

4. 应警惕耳后方区域：①对于 FUE，这里的毛发相对纤细，所以这里的瘢痕可能是可见的；②对于 FUT，因为这里的皮肤不太松弛，所以切取头皮时这里的宽度要相对窄一些，避免头皮因张力下缝合而产生较宽的瘢痕（图 16-8）。

（二）计算供区毛发的可用量

在 FUE 手术中，优势供区的总面积和供区毛发密度这两个因素决定了有多少毛发可以供手术提取。每次手术目标为提取 15%～20% 的毛囊单位。对于平均 80 个毛囊单位 /cm² 的患者，每平方厘米大约可以提取 15 个单位。如果根据上面的指南标出安全的供区范围，那么就可以计算出可用的供区面积。使用密度计或类似的设备，可以通过测量供区头皮不同部位来获得平均供区密度。因

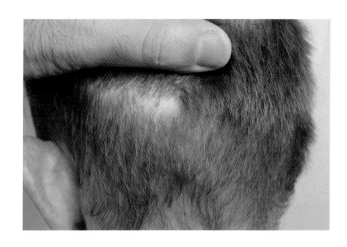

◀ 图 16–8　FUT 术后，由于头皮弹性降低，耳后区线状瘢痕变宽

此，对于 180cm²，供区密度为 80FU/cm² 的患者，可用的移植单位为 $180 \times 80 \times (15\% \sim 20\%) = 2160 \sim 2880$。

在 FUT 手术中，最大头皮切取长度取决于患者的头围，但在 24～32cm 范围内。头皮松弛度决定了头皮切取的高度，但大多数外科医生切取 1.0～1.5cm，有些患者最多可切取 2.5cm。这个宽度会随着头皮的长度变化而变化，所以检查头皮不同部位的松弛度是很重要的，应记住上面提到的注意事项。市面上有几种头皮松弛度测量设备，但经验丰富的外科医生会依赖于用手指挤压头皮或上下移动头皮来判断。当一个线性瘢痕产生时，这个瘢痕必须位于枕骨区域的中间，特别是在瘢痕比平均宽度宽的情况下，这样上方就有足够的毛发来掩盖瘢痕。

为了计算从一条头皮中所获得的毛囊单位数量，可以应用一个简单的公式，即在一条 1cm 宽的头皮中，约每 6cm 可以获得 500 个毛囊单位。这是基于患者供区平均密度为 80 个毛囊单位 /cm²。如果患者头皮条长为 24cm，平均高度为 1.3cm，可用于移植的毛囊单位数约为 $24 \times 1.3 \times 80 = 2500$。

（三）选择供体技术

尽管 FUE 和 FUT 适合大多数患者，但优先选择其中一种技术有几个原因（表 16-2）。最关键的决定因素是外科医生能否同时使用这两种技术。如果他们只能做其中一种，那么他们必须知道什么时候应该把患者转介给其他医生。

在毛囊提取术中，会选用不同类型和大小的钻头来提取毛囊单位组织。在

表 16-2　FUE 和 FUT 的适应证

毛囊单位提取术（FUE）	头皮切取术（FUT）
患者偏好	患者偏好
短发	不愿意剃短供区毛发
年轻患者，不确定未来的脱发类型	Norwood 分型等级较高的
毛发类型：粗、互相呈钝角（爆炸式）	供区范围有限
头皮紧致	预算或时间有限
瘢痕史	女性

大多数情况下，患者需要剃除整个供区的毛发以方便提取，所以这意味着术后一段时间内可以明显看出他们做了手术。提取位置的伤口的愈合速度较快。此外，FUE 其他的优点是：①没有线性瘢痕，所以患者以后可以剪很短的头发；②能够从头皮紧致的人身上获取毛囊单位。然而，对于医生来说 FUE 的一个缺点是，他们需要做所有的提取工作，这可能需要几小时。

在 FUT 术中，从枕骨中央区域（枕骨突起周围的头发密度最高的区域）切取一条窄长的带毛发的头皮。手术部位可以在术后被隐藏起来，因为该区域以上的头发会在术中被绑起来，而只有切取部分的头发被剃短。头皮切除后的间隙可以用线或皮钉吻合，这样当手术后患者离开后，其供区瘢痕就会被上方覆盖下来的毛发完全遮挡。经过培训的技师在显微镜下将切取的头皮切割成单个的毛囊单位。一般每 500 个毛囊单位就需要 1 名技师，所以通常需要一个大型团队来协助这类手术。当患者打算一直留长发，那么线性瘢痕很容易掩饰。此外，应用这种技术，大量的毛囊可以在较短的时间内移植到受区。一旦外科医生切取出了头皮，助手们就开始处理毛囊单位，这样就可以节省医生的时间了。

八、毛发受区

（一）计算种植的数量

为了达到足够的密度，需要以 30～40FU/cm² 的密度将毛囊单位移植到脱发区域。如果供区可提供的毛发量足够，那么所需的毛囊单位数可以根据表面积和期望的密度来计算。例如，假设面积是 80cm^2，而所需要密度是 40FU/cm^2，则很容易计算出需要移植 3200 个单位。多年来，外科医生们想出了各种方法来计算受区面积。作者的方法是使用简单的几何形状来估算面积，如额角用一个三角形估算（A=1/2bh），或头顶冠状区用一个圆形来估算（A = πr^2）[17, 18]。

（二）发际线的设计

头皮的前部通常被称为发际线，但事实上，发际线并不是一条直线，而是一个几厘米长、前排由单根毛发形成的不规则羽状区域。在设计发际线时，对于男性和女性患者有三个组成部分是需要注意区别的（表 16-3），每个部分都使用了关键的面部和头皮标志。正如前面提到的，位置、形状和密度是"永久的"，所以精准掌握患者这个区域的特征及其随着年龄增长而持续脱发的趋势是至关重要的。

表 16-3　发际线的设计

特　征	男　性	女　性
位置	7～9cm	5～6cm
形状	圆形 / 凸形	平 / 直
角度 / 方向，包括不规则性	颞角较低，不规则性不常见	颞角较高，常见美人尖和不规则性

在白种人中，发际线的最低中心位置在距眉间 7～9cm。这个中心点在亚洲和非洲男性中则可能更低。对于那些最终会出现严重脱发的人来说，把发际线位置定高一点是很重要，这有两个原因：第一，减少所需移植的发量；第二，当后来最终脱发到重度时，患者不会看起来很不协调。对于面型较窄的人来说，发际线形状通常设计成圆形（凸形）或钟形[19]。颞角是毛发从前向往更锐角度的侧向过渡的位置。

相反，女性的发际线（包括男变女的变性者的发际线）更低更直，在颞侧退行区呈凹形且更不规则[20, 21]。

（三）冠区设计

在冠区，毛发的自然方向是围绕发旋圆形旋转。这个旋转可以是顺时针方向或逆时针方向。从残留的毛发中分辨并遵循这个自然模式是很重要的。如果冠区完全没有毛发，那么可以任意给发旋确定一个位置，并以此为中心向外旋出毛发。将移植物混合调配到脱发区的边缘是很重要的，这样就不会将移植片排列成一条很突兀的线条。这和做发际线的关键点相同，在边缘需要交错[22]。

在关于受区种植的章节，有更多关于额发和顶点设计的细节。

（四）术前准备

在咨询之后，患者可能需要先解决某些问题，如治疗所有的头皮疾病、控制可能影响手术结果的医疗问题（控制糖尿病、贫血、高血压等）、停止吸烟、更换可能干扰手术的药物，包括停止服用或更换抗凝药。

手术前，患者需禁酒至少 24h（慢性大量饮酒和急性醉酒会延长出血时间、损害血小板功能）。术前 7～10 天停用阿司匹林、维生素 E、维生素 E 醌和大蒜等草药，因为这些能抑制血小板聚集。如果患者的头皮比较紧，并且他们需要做 FUT 手术，那么他们应该至少在术前 1 个月开始头皮按摩。

在手术当天，患者不应驾车，因为他们可能会口服镇静药，如 10～20mg 地西泮。注射和静脉给药均需谨慎使用，这取决于患者的职业。此外，在手术当天通常使用糖皮质激素如泼尼松龙来预防术后水肿。一般来说，大多数外科医生不会使用预防性抗生素。

（五）麻醉和肿胀

1% 利多卡因加 1：（10 万～20 万）肾上腺素能起到良好的麻醉和血管收缩效果。0.25% 的丁哌卡因加 1：20 万的肾上腺素则通常用于更长时间的麻醉，可持续 3～4h。一般来说，在供体和受体周围都要进行环形阻滞，但另一种选择是神经阻滞；然而，当进行眶上神经和滑车上神经阻滞麻醉时，常伴明显疼痛。

有很多方法可以减少麻药渗透时的疼痛，如"分心"振动[23]、缓慢注射麻醉，使用 30G 针头，使用 0.25%～1% 的利多卡因，不含肾上腺素（添加的肾上腺素改变 pH 值，使注射疼痛），首先注射到更深的层，或使用钝的 23～25G 微型针头[24]。

因为头皮的血管非常丰富，所以及时止血和预防伤及下方的大血管是很重要的。这可以通过使用各种膨胀溶液来实现，如生理盐水和 1：10 万肾上腺素，或 Abassi 溶液（生理盐水、肾上腺素、曲安奈德）[25]。

九、毛囊获取

（一）FUE 概述

使用 0.7~1.1mm 的提取机进行毛囊提取是一种盲视下的技术，因此需要非常精确的切入和提取，以减少毛囊横断的量。在皮下 2.5mm 即立毛肌插入的水平位置以上层次的毛囊单位是相当紧密地连接在一起的，但超过这个水平后，毛囊会张开，因此很有可能导致毛囊横断的风险。

在过去几年中，毛囊提取设备有了巨大的创新。总的来说，有两种基本的冲头类型，即锐头和钝头，每个都有手动和动力版本。锐冲头需要深度控制，通常穿透到 2.5~3.5mm，以减少毛囊横断的风险。深度限制可以在冲头上用硅管或通过冲头手柄上的深度控制来实现。钝头冲头可以进行更深的剥离，通常可达到 4~6mm，从而可以松解底层组织粘连，进而降低移植物移除所需的力。现在有一些较新的冲头可以提取长发，但大多数情况下还需要把头发剪短。

设备的选择取决于用户的偏好和成本。手动手柄是最便宜的，但通常手术要慢很多。有动力的设备有很多类型，包括非常简单的手-机械类型、配有吸力装置和计算机软件的复杂设备。锐冲头系统有很多，如 Cole 和 Ertip。钝冲头能够将毛囊推离冲头的刃缘并推到冲头的腔内。分离较深组织的主要缺点是让处于深部的移植物存在受伤损的风险。此类装置有 SAFE、WAW 平冲和 Trivellini Mamba。现在有混合冲头可用，即同时可以使用锐冲头和钝冲头。另外，还有一种由医生操控的完全自动化的机器人系统，这个系统使用一个外部锐冲头和一个内部钝冲头（Restoration Robotics 生产的 Artas 系统）。

（二）FUE 技术

标出供区的安全范围后，将头发剃至大约 1mm。麻醉后，注射可收缩血管的膨胀溶液。然后根据毛囊单位的大小和毛囊直径选择冲孔尺寸。所以，相比毛发细且毛囊单位内毛发数少的人，毛发粗大和毛囊单位内毛发数多的人需要更大直径的冲头。手术时需要佩戴 4~8 倍的小型放大镜、将毛发对准冲头中心、角度与毛发露出部分相匹配。由于毛发露出部分与皮肤的成角和皮下部分所成的角度是不同的，往往相差 15%~35%，所以随着冲头深入到皮下，可能需要调整其方向。冲头一般推进到 3~4mm 的深度，然后用两个镊子将毛囊单位取出，一个向下按压移植物后面的皮肤，另一个夹持住皮脂腺下方的毛囊单位，然后轻轻地将毛囊单位从皮肤中提出来。在取出一些毛囊单位后，需要检查这些毛囊单位来评估横断率，以确定是否需要调整冲头的大小、角度或深度。

计算对于植发成功与否至关重要，因为我们想要移植的是毛发而不仅仅是毛囊单位。

1. HPG = 每个移植片的毛囊单位内的毛发数。计算以 1 根、2 根、3 根或更多毛发组成的毛囊单位内毛发数量的平均值。HPG 越高，被移植的毛发数量就越多。

2. TT = 总横断率。这是所有毛发被完全横切的毛囊单位的百分比。对于有经验的人来说，这个数值应该<2%～3%。

3. PTR = 部分横断率。带有部分完整的毛发和部分横端的毛发的毛囊单位的百分比。理想情况下，这个值应该尽可能低，<10% 就可以接受。

4. FTR = 毛囊横断率。计数横断的毛囊数量而不是 TT 和 PTR。

此外，还有其他的可计算的参数，但上述是最基本的。

毛发提取对外科医生来说是一个高强度劳动过程，根据患者皮肤条件和毛发质量的不同，往往需要数小时或更长的时间。即使对经验丰富的外科医生来说，通常也需要 1～2h 才能获得 1000 个高质量的毛囊单位。

当一次手术需要 2000 多个毛囊单位时，许多外科医生会连续两天进行手术，以减少手术时间和移植物在体外的间隔时间。另一个可选的方法是在手术前一天下午在受区预打孔，因为这些种植孔到了第二天还是开放的，并且有证据表明，在种植毛囊前启动伤口的愈合过程有利于受区伤口愈合[26]。

供区在手术后愈合得很快，如果患者剃光了头发，就会留下可见的圆形瘢痕。冲头越大、提取数量越多则这些瘢痕就越明显。关于移植物的处理和种植见下文。

（三）FUT 技术

一旦计算出所需要的毛囊单位数量，供区头皮的长和宽就可以在优势供区标出，也就是枕突周围区域。

如前所述，在实施麻醉和注射肿胀液后，一般使用 15 号刀片切到真皮下层次，刀片与毛囊平行以减少毛囊横断损伤。通过这个切开的裂口，可以使用皮肤钩或开口器来施加牵引，然后钝性分离皮下脂肪。

173

这种技术通常只产生少量出血。如果发生出血，应谨慎使用电凝，因为它可能会损害附近的毛囊并进一步加重瘢痕形成。

伤口可以用一种无痕毛囊缝合技术（trichophytic closure technique）来闭合，通过这种技术可以让一些毛囊穿过愈合后的瘢痕而生长 [27]。在大多数情况下，手术遗留的线性瘢痕宽度为 1~2mm。

（四）结合手术

当希望在同一次手术中最大限度地增加移植毛囊的数量时，FUE 和 FUT 可以一起进行。首先切取头皮条来获取毛囊，然后从线性切口上方提取更多的毛囊。避免在切口下方提取毛囊，因为有可能引起组织坏死。

（五）移植物制备

切取的头皮条浸泡在保存液中，然后技术员在立体显微镜下将其切成薄片。通过这个切片技术可以得到一个毛囊单位宽的头皮薄片。每条薄片在显微镜下被分离成自然结构的毛囊单位移植片，确保真皮乳头和真皮鞘的完整性。通常情况下，每 500 个毛囊单位需要一个助手，所以一般大小的手术需要 4 个或更多助手组成的团队。

（六）移植物的处理及存储

无论采用哪种移除方法，移植物一旦离体，就必须尽快保存在储存液中。移植物被分离成含有 1 根、2 根、3 根、4 根或更多毛发的毛囊单位，然后放入装有保存液的培养皿中保湿。尽管有许多高级的保存液可用，但最常用的是生理盐水和乳酸 Ringer 液。离体的时间和水化作用是影响毛发存活生长的关键因素，Limmer [28] 的研究表明如果储存在盐水中的毛囊组织在 6h 内回植，则存活率最高。

1. 毛发受区

毛发受区的处理方法有 2 种，具体如下。

(1) 预制法：即所有的待移植部位都预先打孔准备好，然后用镊子或钝的种植笔将移植物植入。

(2) 刺种法：即移植物刺入的同时将移植物留置。这可以是用针或刀片打孔后然后用镊子将移植物插入孔内，也可以是用预装载了移植物的锐利种植笔刺种一步完成。

此外，受区处理时应遵循的规则如下 [29]。

(1) 大小：外科医生用于受区处理的工具包括皮下注射针头、刀片或种植笔。种植含有 1 根毛发的移植物可使用 20～23G 的针头，含有 2～4 根毛发的 FU 移植物可使用 18～20G 的针头。含有 1 根毛发的移植物可以用 0.6mm 或 0.7mm 的刀片，含有 2～4 根毛发的移植物用 0.9～1mm 的刀片。打的孔应该足够大，可以插入移植物，但又要尽量小，这样既能让移植物很容易种入又同时可填塞止血。在全面打孔前，需要先打几个孔并试种一下。

(2) 角度：无论患者是何种发型，都要与现存毛发的角度一致。前额发际线的角度总是向前呈 45°，并逐渐过渡到头顶冠区呈 90°向上，然后又逐渐过渡到枕部翻转成一个向下的小锐角。颞顶区毛发也是锐角和向下，这在重建太阳穴或鬓角时很重要。

(3) 方向：种植的方向将决定毛发生长的方向和毛发的整体线条。如果没有毛发，方向可以由外科医生重新设计，但要遵循毛发自然表现的模式来设计。

(4) 深度：平均种植深度为 4～5mm，但也可以通过试种或测量移植物的长度来更准确的评估，并以此同步调整手术器械。

(5) 密度：每平方厘米所种植的数量取决于可用的毛囊单位数量和受区的面积大小，平均为 30～40FU/cm² [30]。

(6) 取向：刀片打孔时的取向可以是"矢状"或"冠状"取向，这里指的毛发生长方向上的取向，而不是"解剖学"的矢状和冠状。将一个带有 3 根毛发的毛囊单位种入矢状取向的孔时，其视觉结果可能不够理想，因为从头顶往下看时就像是单根毛囊一样；而如果是种入冠状取向的孔时，看起来就像有 3 根毛发并排，并容易形成有许多毛发的视觉错觉。

2. 种植　移植物必须与现有的非移植的毛发以相同的角度和方向放置，最小的 1 根毛发的 FU 移植物位于最前面的发际线，而 2 根、3 根和 4 根毛发的移植物放置在后面，以创建一个自然过渡区。

临床主要有两种器械用于插入移植物，即细头镊子和种植笔。毛球部区域不应被压碎，这也用种植笔的原因之一，即在种植过程中可以尽量减少移植物处理和操作。另外，镊子要求通过隔着毛球周围的组织来夹持，这对于通过 FUT 获取的毛囊单位来说更容易，因其周围组织更丰满些。

FUE 获取的毛囊单位的毛球周围通常只有少量的组织。当使用种植笔时，移植物可以在不接触毛球的情况下加载，从而避免任何机械挤压毛球。然而，在插入皮肤后，活塞推杆必须以最小的力量下压。

种植笔最初是由韩国外科医生在三四十年前发明的，**现在已非常普**及[31]。这些笔有一个放置移植物的空心针和一个活塞，将移植物推出并植入受区。种植笔的一大优势是其用户的学习曲线较短，这对于新手来说有着显著的不同，因为相比镊子种植笔对移植物的创伤更小。然而，有一个缺点就是除了操作种植者本人之外，还需要 1～2 名技师进行毛囊装填。

3. 其他部位 如果有足够的血液供应和支持组织（皮肤萎缩的地方可能没有办法移植成功），头皮的毛发可以被放置到身体的任何部位。只要知道头皮毛发的生长期比其他部位要长，那么在很多情况下头发都可以用于其他部位。之后我们会讨论几个常见的种植毛发的位置。

反之也是成立的，即身体其他部位的毛发也可以移植到头皮上，因为我们可以使用 FUE 技术。在缺乏头皮毛发供区或由于既往的手术或创伤造成头皮毛发缺失的情况下，最常用的是胡须，但胸部、背部、手臂和腿部的毛也已经被采用。

4. 眉毛 眉毛的永久性脱落可能是由过度拔毛、先天性细眉和外伤造成的，如烧伤瘢痕或手术。由经验丰富的外科医生进行外科修复可以产生非常好的美容效果。

当没有现存毛发可参考时，细节设计非常重要[32]。眉毛有 3 个部分，包括眉头、眉体和眉尾。女性的所有部分都比男性窄。眉头是最中间的部分，长 5～10mm，有垂直向上的毛发。最长和最厚的部分是眉体，长 2.5～3cm，中间部分的毛发呈交叉影线状（cross hatched pattern）。从侧面看，女性的眉体较凸起，而男性眉体则扁平。眉毛的尾部较细，毛发指向外下的方向。

在大多数情况下，头皮毛发被用于眉毛重建，这意味着患者必须每 10～14 天修剪一次新生的眉毛。与头皮手术不同的是，种植角度需要非常小，这样移植的毛发才能紧贴皮肤生长。虽然在某些情况下，带有 2 根毛发的移植物可以种植到眉毛的中间，但是一般情况下取自头皮的毛囊单位需要分成单根的。每侧眉毛一般需要种植 150～300 个移植物。另一个要考虑的主要问题是头皮毛发的质量和颜色。如果有太多的不匹配，那么考虑身体其他部位作为备选供区。

5. 胡须 与眉毛一样，胡须移植的最常见适应证是创伤、先天性少毛症、斑片状胡须。如果有一大片区域需要修复，那么头皮是常用的来源。然而，随着 FUE 的出现，下颌骨以下区域的胡须可以被移植到胡须区的其他部位。这个区域通常愈合得很好，瘢痕很少可见。如前所述，下颌下区域的胡须也可以用来移植到头皮上。

当用作为供区时，胡须生长良好，但这随身体其他部位的变化而变化，因此要记住其特征上的差异（表 16-4）。如果毛发取自身体其他部位，则需要去除生长期毛发，所以患者会被要求提前 5 天用剃须刀剃掉胡须。

表 16-4　供区来源：头皮 vs. 胡须 vs. 胸部的特征

毛发类型	头　皮	胡　须	胸　部
生长期(%)	90	70	30
毛发口径	中等	粗	细
单位内毛发数	以 2 根以上为多	大多单根	大多单根
毛囊单位密度	高	较低	非常低
皮下位置	深	浅，2～3mm 并呈锐角	浅，2mm 并呈锐角

（七）手术后的护理

伤口通常不包扎，尽管有些医生会在第一天包扎供区。FUE 部位让其二期愈合。常规不需要围手术期使用抗生素，但对于高危患者可以例外。抗生素软膏可应用于 FUE 供区的伤口或 FUT 的缝合部位 3～4 天。在最初的 2～3 天里，患者被要求每 2～3h 在受区喷一次生理盐水，既保持伤口清洁，又有助于防止血痂形成。从手术后第 2 天开始，患者可以在有保护的情况下用洗发水轻轻洗发 7 天。

其他护理还包括睡觉时头部保持 45°、给予简单的止痛药，以及口服 3 天泼尼松以减少炎症。另外，还可以教患者如何小心使用冰袋来减少水肿。在第 1 周应该避免任何可能升高血压的活动，并且应该戴上帽子以避免灰尘和晒伤。

结痂会在 7～10 天开始脱落，必须提醒患者移植的毛干可能会随着结痂脱落，因为移植后大部分毛囊进入退行期 / 休止期。

3～4 个月后毛发会重新进入生长期，但手术后一段时间内毛发不会完全生长。大多数医生会在 6～12 个月时评估结果，然后在 14～18 个月时再次评估。如果计划进行第 2 次手术，建议至少等 1 年，直到第 1 次移植的毛发完全长出来。

十、并发症

常见的并发症通常发生在术后早期（表 16-5），更严重的并发症常发生在术后远期，可以分类为美观问题或医学 / 外科问题。

表 16-5　术后主诉

症　状	处　理
疼痛	简单镇痛
浮肿	抗炎处理，如泼尼松龙，冰袋，直立睡眠
出血	轻按压
结痂	频繁喷生理盐水
移植物异位	如果刚刚发生，则保持移植物湿润，并返回手术
休止期脱发	术前和术后的药物治疗
瘙痒	冰袋或喷雾
感觉麻木	等待（可能需要几周至几个月）
感染 / 毛囊炎	不常见但需要用适当的抗生素

美观上的并发症通常是由于设计不当，包括不恰当的角度和方向及发际线，对于缺乏经验的外科医生来说，这是一个常见的问题。由于多种原因，对于新手外科医生，所移植的毛囊出现生长不良也很常见的。一般 80%～90% 的存活和生长率是可接受的。当结果小于这个值时，需要考虑并评估手术的每个步骤是否存在粗糙操作或脱水等引起的毛囊损伤情况 [33]。

不太常见的是，毛发生长不良可能是由于潜在的皮肤状况所致，如毛发扁平苔藓（lichen planopilaris，LPP），即在手术时没有得到正确诊断或临床上表现还不明显。在极少数情况下，即使所有的植发步骤都被正确地遵循了，但一些患者还是会因为无法解释的原因出现意外的毛发无法再生。

第 17 章　毛发镜在毛发移植中的应用
Trichoscopy in Hair Transplantation

Rui Oliveira Soares　**著**

刘　驰　金羽青　**译**

一、概述

毛发移植（hair transplant，HT）不仅是一种外科手术，由于其操作的每一个步骤都可以各不相同，从而可以形成大量的组合，因此我们更愿意称之为一种艺术。60 年前，Orentreich 发现了供区在毛发表型中的优势[1]。毛囊单位（follicular unit，FU）的概念由 Headington[2] 于 1984 年提出，Limmer[3] 于 1988年将其应用于毛发移植，Bernstein[4] 于 1995 年对其进行了改进，我们称其改进方法为毛囊单元移植术（follicular unit transplant，FUT），即在供区获取一条椭圆形长条皮肤，将毛囊单位显微解剖并植入。1990 年，Rassman[5] 发明了毛囊单位提取术（folicular unit extraction，FUE），通过使用微型钻孔器来获取包含一个毛囊单位的圆柱形微型移植片。今天，人们一致认为，这两种提取毛囊单位的方法都是有用的，在某些情况下可以结合使用。FUT 的主要优点是不需要剃除供区的毛发，因此不会降低供区的毛发密度。一般使用 FUE 时，需要剃除供区的毛发（除 FUE 长毛移植技术外），并且要求使用特殊的钻孔器。FUE 的主要优点是损伤性较小（一些患者不想要"切割"伤口），仅留下细小的圆形微瘢痕，而 FUT 会导致供区有线性的长瘢痕（但 Simon Rosenbaum 在 1999 年发明的毛发缝合术在一定程度上解决了这个问题）。人们一致认为机器人将在未来取代外科医生的手。我们现在可用的模型仍然有局限性，因此在大多数情况下不能进行钻孔部位毛发的修复。在接下来的几十年里，干细胞的使用可能会解决毛发采集的问题，从而获得无限数量的毛囊单位。目前，一些毛发外科医生声称，他们可取出部分毛囊，将另一部分留在供区，使得供区和受区都有可用的毛囊单位。这个想法很好，但这种手术结果不能被其他毛发外科医生重现。我们需要更多的科学证据，但这可能是未来有效的方法。

在这一章中，不再详细介绍毛发移植重要的方面，即团队、毛发移植诊所、咨询会诊、适应证、规划、麻醉、术前和术后注意事项，以及手术操作，而是将集中讨论在毛发移植中如何使用毛发镜。相信这对毛发医生的日常实践很有帮助。在毛发移植中使用毛发镜的主要有以下优点。

1. 排除有脱发倾向的非瘢痕性脱发。

2. 检测（肉眼）无法发现的瘢痕状况。

3. 衡量供区毛发质量 / 规划毛发移植。

4. 早期发现并发症。

5. 评估毛发移植的结果。

6. 评估治疗（PRP、微针）的结果。

7. 评估团队合作。

8. 评估雄激素性秃发的未来演变过程。

9. 提高患者的依从性。

10. 增强外科医生的信心。

二、排除有脱发倾向的亚临床非瘢痕性脱发

在过去的 20 年中，微炎症被认为是雄激素性秃发的重要病理生理因素。微炎症可能同样是脱发和毛囊微小化的重要病理生理因素。此外，头皮斑块型银屑病的持续性炎症，在极少数情况下可能会最终出现瘢痕性脱发。在一些患者，尤其是女性患者，植发后的脱发可能非常严重，不仅影响到移植的毛囊单位，还影响到受区的原生发，导致一过性脱发，甚至可能比原来的脱发更严重。最近，持续的微生物失调被认为是头皮慢性炎症性非瘢痕脱发的重要病因，如银屑病 [6] 和脂溢性皮炎 [7]。所有这些新的研究发现让我们认识到在进行手术前控制这些情况的重要性。控制炎症对减少突然脱发，防止未来毛发微小化具有重要意义。这意味着在植发手术前，通过毛发镜检查发现亚临床或不明显的脂溢性皮炎和（或）银屑病，治疗炎症和纠正病症是至关重要的。图 17-1 显示亚临

床脂溢性皮炎的毛发镜图像。在毛发移植手术前几个月使用咪唑或环吡酮胺洗发水和（或）消炎药（如钙泊三醇软膏）可以显著减少术后的脱发。

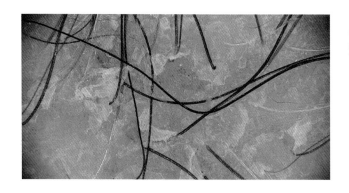

◀ 图 17–1　毛发镜检查亚临床脂溢性皮炎

三、检测（肉眼）无法发现的瘢痕状况

未被发现的头皮瘢痕炎性疾病对植发外科医生（当然，对患者也是如此）来说是危险的。最常见的难以发现的瘢痕性炎症是毛发扁平苔藓（lichen planopilaris，LPP）。毛发移植后 LPP 的发病已被高度报道，可能的原因包括 ①临床的 LPP 疾病出现在毛发移植之前，但由于患者没有接受皮肤科医生的专科检查而没有被发现；②亚临床局部 LPP 或纤维性脱发呈花纹图案分布（图 17-2），这意味着所有雄激素区域都存在非常轻微的 LPP，正如 Martins 和 Miteva 在 26 例亚临床病例中所显示，毛发镜检查对于实现正确诊断至关重要[8]；③手术引起的 LPP，即 Koebner 现象中出现不太明显的 LPP（毛发镜检查来鉴别），这是一种罕见的事件，但大多数毛发外科医生已经观察到了这一情况，

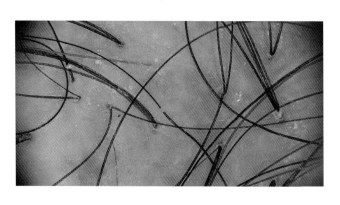

◀ 图 17–2　纤维性脱发呈花纹图案样分布，注意毛周离散的管型、毛发间红斑、4/5 毛发倒毛和脱发的微灶区

Donovan 的团队报告了 17 例 [9]；④在以上 3 种情况中，两个独立的事件同时发生。至少在前两个假设中，诊断可以通过使用毛发镜来实现，避免了大规模瘢痕性脱发的发生。活动性 LPP 是毛发移植手术的绝对禁忌证。虽然有些情况头皮有瘢痕，但不是 LPP。牵引性脱发就是一个例子。面对临床上不活跃和稳定的原发性瘢痕性脱发，如前额纤维化性脱发（frontal fibrosing alopecia，FFA）、LPP 或脱发性毛囊炎（folliculitis decalvans，FD），很难作出鉴别和诊断。术后几年脱发的风险很高 [10]，而且额部纤维性脱发的风险似乎比 LPP 脱发的风险高。对于这些情况，比较好的处理方法是在没有活动性疾病的情况下观察 2 年，同时用 10 个毛囊单位做一个检测，但至少 1 年时间才能确定毛囊单位的监测结果。

判断供区毛发质量 / 规划毛发移植

判断供区的毛发质量很重要，因为它有助于外科医生预测手术结果。安全供区的范围很容易用肉眼来确定。但是，其他重要参数最好由毛发镜检确定（使用或不使用毛发扫描）。

1. 多根毛发（2、3、4 根）的毛囊单位百分比，可能是决定最终结果最重要的单一指标。为了增加移植毛发的密度，采集大量的多根毛发的毛囊单位至关重要，特别是有 3 根和 4 根毛发的毛囊单位。毛发镜检查是一种简单而廉价的方法，可以确定供区内每个视野下每个毛囊单位的毛发数量 [11]（图 17–3）。

2. 毛发粗细不如最终手术结果中的多根毛发的毛囊单位比例具有决定性，但也很重要。这是用毛发镜检查很容易确定的。供区的细发通常是女性植发经常遇到的一个问题，在某些情况下，可以通过药物或非药物方法（PRP、激光、微针等）来改善。

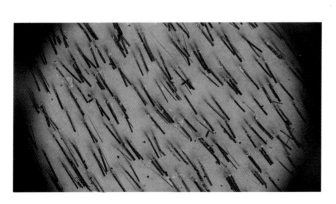

◀ 图 17–3　毛发镜检查以评估供区的质量，注意有 3 根和 4 根毛发的少量毛囊单位。这一情况肯定会限制毛发移植所能获得的毛发密度

3. 毛发密度，供区毛发密度很重要，不仅因为它决定了我们每一区域可以采集的毛囊单位的数量，而且非常低的密度会变成更明显的 FUE 术后圆形瘢痕和 FUT 术后线状瘢痕。为了减少 FUE 术后瘢痕，应该使用<0.9mm 的提取钻头，为了减少 FUT 术后瘢痕，应该进行毛发缝合术。

4. 通过简单的观察，我们可能会遗漏白发和灰发。这一点很容易通过给患者的毛发染色来证明，即与染发前获得的照片相比，发现染发后在全局照片中获得改善。有了毛发镜，我们不会遗漏白发和灰发。这对于白种人的最终手术结果是有利的，因为他们的白发和灰发直径不大，并且与头皮颜色的对比度较小。

5. 检测由于疾病或既往手术造成的微小瘢痕。

毛发扫描和一些专门为帮助植发外科医生开发的设备也是可用的，但价格很昂贵，患者并不总是负担得起，而毛发镜是一种容易获取的廉价工具。

四、早期发现并发症

毛发镜检查有助于及早发现供区和受区的某些并发症。早期发现很重要，因为及时治疗可能有助于保留毛囊单位（包括原本的和植入的）。

在供区可能发生的一个常见并发症即炎症（有或没有脓疱），早期能够被毛发镜发现（图 17–4）。这可能是由于感染、张力过大（对于 FUT 手术），或者仅仅是由于毛干穿过皮肤而产生（对于毛发缝合手术）。几周后，毛发镜将检测到供区皮肤病的发生（如 LPP），及时治疗可能限制疾病的进展并保留毛囊。晚期并发症是病理性愈合，可能会导致广泛的瘢痕，或极少数情况下会导致增生性瘢痕隆起。这可能是由于不正确的技术（张力过大或缺少毛发缝合）或患者的

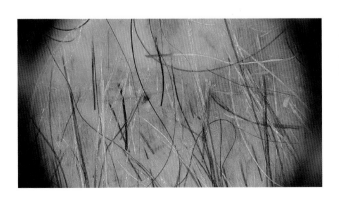

◀ 图 17–4　FUT 联合毛发缝合术后 3 周供区发生的炎症反应

非正常愈合所致。同样，及早发现可以进行快速的治疗干预（如皮损内使用糖皮质激素）。

我们在受区可以检测到早期和长期的并发症，早期常见的并发症是结痂、毛囊炎和皮炎。为了检测并发症，我们必须知道与正常相对应的毛发镜图像，即在最初的 24～72h，微结痂皮的存在是正常的（图 17-5A）[12]。大的或持久的结痂（图 17-5B）可能是由于清理不当或出血过多所致。

微结痂皮在接下来的几天里就消失了。1 周后，可能是由于愈合过程，我们可能会看到非常轻微的红斑和白色消散的圆形区域。到那时，由于同一毛囊开口产生的并列毛发之间的角度较大，具有多根毛发的毛囊单位类似于西班牙扇子（图 17-6）[13]。这是移植的毛囊单位与原生毛囊单位相比一个显著特点。

受区最常见的早期并发症是较大或持久的结痂（由于出血过多或清理不当所致）、毛囊炎和毛囊间炎（有或无脓疱）（图 17-7）。由不当的缝合技术引起的缝合并发症并不常见（图 17-8）。所有这些不同的并发症都很容易通过毛发

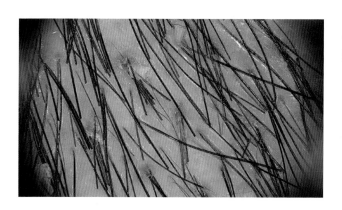

◀ 图 17-5A　植发后 72h 的正常微结痂皮

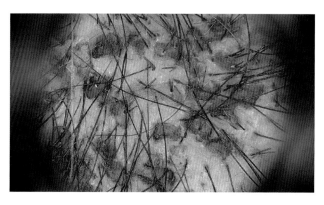

◀ 图 17-5B　植发后 72h 出现异常大结痂

镜检查出来。

　　受区的长期并发症包括生长不良（不常见），以意外的低密度、凹坑和鹅卵石样改变（图 17–9）[12]，毛囊周围隆起（被认为是由于毛囊单位的深度和受区

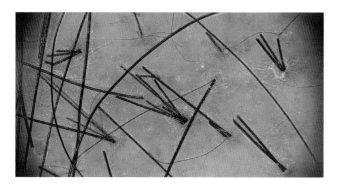

◀ 图 17-6　女性植入毛发的低密度区
同一毛囊开口产生的多根并列毛发之间的角度较大，类似于西班牙扇子

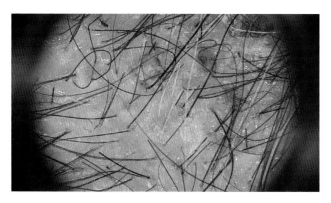

◀ 图 17-7　1 例患者的几个脓疱性病变
植发手术是在一个中东国家的医疗假期进行的

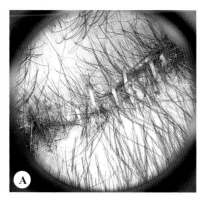
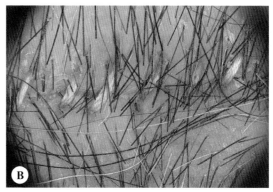

▲ 图 17-8　A. 在 FUT 手术后，许多邻近的毛发被缝线缠住。这可能会在接下来的几天里产生炎症和假性毛囊炎。B. 毛发缝合术后第 7 天正常的表现（两例均使用可吸收缝线）

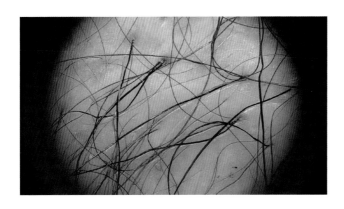

◀ 图 17-9　对于开颅术
后出现瘢痕的患者，在植
发 6 个月后，毛囊周围隆
起（被认为是由于毛囊单
位的深度和受区不匹配所
致）
注意其中大量营养不良的毛
发，常见于植入增生性瘢痕
的毛囊单位

不匹配所致），以及由于不当分布、方向错误或多根毛发的毛囊单位导致的不自
然发际线等为特征，最好用毛发镜进行评估。

五、评估团队合作

　　植发后空缝的比例过高，可能是由于在外科医生既往对受区进行过手术的
情况下，技师 / 护士遗漏了几个受区，这是团队合作质量差的标志。毛发镜也
可能检测到毛囊单位插入太深（图 17-10），这意味着看不到植入毛发的表皮（植
入毛发的表皮应在周围皮肤上方 0.5～1mm 处可见）。清洁不良也会立即被放大
观察。早期摄取的比例高，这意味着大多数植入的毛囊单位会在几天后出现，
这也是衡量良好团队合作的一个很好的间接衡量标准。从长远来看，凹坑和鹅
卵石样改变（毛囊周围升高）表明团队合作不佳，这意味着毛囊单位和受区的
匹配不佳。毛发成长不良通常不是由于不正确的团队合作，而是通常与特定的

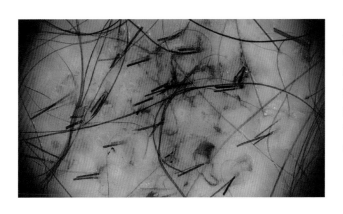

◀ 图 17-10　毛发镜作为
评估团队合作的工具
毛发移植后的图像可见，大
多数缝隙有植入毛发，但大
多数植入毛发放置得太深。
每个植入毛发的表皮应位于
头皮表皮之上 0.5～1mm

患者状况有关。最后，可以用毛发镜检查一个漂亮的单发毛囊单位组成的不规则发际线（意味着它看起来很自然）。

六、评估毛发移植的最终效果

术后的最终效果是在植发术后几天，经毛发镜检查证实所有植入毛发在受区均已就位且可见（图 17-10）。从长远来看，患者满意度测评、全局照片和胶片（在梳头时显示毛发密度）是评估植发最终结果的非常好的工具。然而，毛发镜是一个非常好的工具来量化手术后的毛发密度，区分移植的毛囊单位（在终发之间有角度较大的多根毛发的毛囊单位，如图 17-6 所示）和该区域的原生发（毛囊单位有 1～2 根中间毛或毳毛，同一毛囊的毛发之间没有角度）。毛发镜能够确认前部种植线的不规则性，判断其是否类似于一个自然的发际线。最后，毛发镜可以通过比较受区原生和移植的毛发方向来评估植发方向的正确与否。

七、评估辅助治疗的结果

外科医生利用移植过程在受区以外的区域进行其他类型的侵入性治疗，这种情况并不少见。用富血小板血浆和微针进行美塑疗法就是很好的例子。在某些情况下，特别是在可获取的毛囊单位数量不多的情况下，我们可能会将植入毛发集中在一个较小的受区，并刺激脱发头皮的其余部分。这种方法对女性尤其有用。在这种情况下，毛发镜是比较非移植区域辅助治疗前后图像的一个很好的工具（图 17-11）。值得注意的是，雄激素性秃发的发展过程将决定未经治疗的雄激素依赖区域的毛发变细软。因此，即使是中位毛发直径的维持也必须依赖于治疗（局部或全身）。当然，使用毛发镜图像（在世界上许多地方并不总是有的）可能会更好地实现这一目标。

八、评估雄激素性秃发的未来演变过程

毛发镜检查能够有效评估几个月或几年后，在接受药物治疗的患者中，受区剩余原生毛发发生的变化。

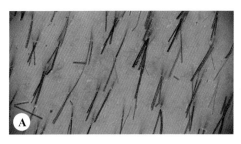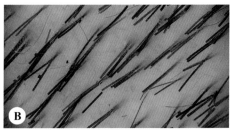

▲ 图 17-11　毛发镜作为一个工具，用于评估雄激素依赖的非移植区域在手术日进行的 **PRP** 治疗的效果，治疗前（**A**）和治疗 3 个月后（**B**），注意有 3 根和 4 根毛发的毛囊单位数量的增加

九、提高患者的依从性和外科医生的信心

通常来说，展示证明改善的图像会增加患者的依从性。经典的全局照片是实现这一目的非常好的工具，但观察毛囊水平上发生的变化有助于患者理解改善的情况。这可能有助于解释该移植手术的局限性（通过显示供区毛发的质量，即毛发粗细、密度，以及比较关键的 3 根以上毛发的毛囊单位的百分比）。它不仅有助于显示移植手术后受区毛发的改善，而且还有助于显示通过补充治疗（如PRP、微针等）后的头皮状况的改善。

毛发镜检查可以提高外科医生的信心，不仅因为他（她）可以更好地评估毛发移植的效果，还因为可以及早发现并发症，同时可以评估团队的工作。即使在效果不好的情况下，毛发镜检也可能有助于发现原因（如观察表明瘢痕性脱发的特征）。

第18章 如何开设毛发专病门诊

What You Need for a Trichology Consultation

Oscar Muñoz Moreno-Arrones　Sergio Vañó Galván　著

盛友渔　译

一、如何开设毛发专病门诊

毛发专科医生的工作最主要是在诊所进行的。因此，必须特别注重诊所的每个构成单元。虽然有各种价格不同的诊疗设备，但仍然可以在合理的投资规划下开设一个最理想的毛发专病门诊（表 18-1）。

表 18-1　开设毛发专病门诊的基本设施和设备

必须拥有的	建议拥有的
• 座椅 • 办公桌 • 活动凳 • 计算机 • 梳子和发夹 • 相机 • 皮肤镜	• 光学显微镜 • 图像处理站 • 注射器（1ml） • 注射针头（30G, 0.3mm × 4mm） • 麻醉药（5% 利多卡因，2% 甲哌卡因） • 一次性手套 • 雪茄刀（2mm、3mm 和 4mm） • 丝线 3-0 和 4-0 • 检查台

二、毛发专病门诊基础设施

（一）办公桌

毛发专病门诊通常遵循传统的医疗形式，医生和患者在诊室办公桌开始沟通咨询（图 18-1）。办公桌常常是诊室的焦点，因为病史采集和治疗说明都是在办公桌进行的。不同国家病史记录的过程不尽相同，但是目前大多数都趋向于使用电子病历，因此通常都会配备计算机。依照地方法规，可以使用文字处理软件完成电子病历，一些软件可以自动附加照片。检查时，通常让患者坐在可以 360 度旋转的活动凳上。这样可以便于全面地检查患者头皮。检查时通常还需要使用梳子来整理头发。对于长发的患者，发夹会非常有用。

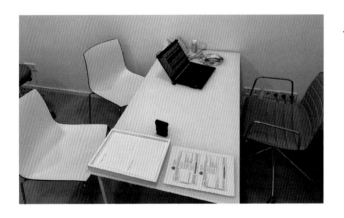

◀ 图 18-1 办公桌

（二）毛发镜

如今，毛发镜检查已经成为临床检查的补充。毛发镜在毛发专病门诊中的作用越来越重要，因此一些专家将毛发镜作为必需检查项目。市场上有许多毛发镜设备，可以分为两大类，即独立（手持式）设备（可以或不可以连接手机）和连接图像工作站的设备（图 18-2）。两种类型的设备都很有用。手持式设备使用更便捷，但是可能没有图像存储软件，今后无法对患者进行回顾评估，而连接图像工作站的设备更有助于疾病分类和后续的图像比较。

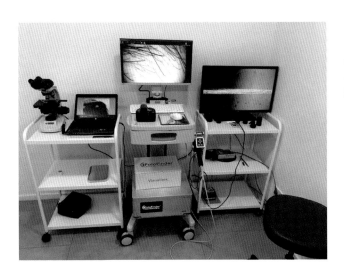

◀ 图 18-2　由相机、显微镜、Fotofinder© 皮肤镜、镜子和凳子组成的图像工作站

（三）照相

在毛发专病门诊中，临床大体拍照是必需的，同时也建议采集毛发镜图像。临床照相主要有三种选择，即相机、手机和图像工作站的宏观模式设备。通常来说，相机的照片图像质量最高。相机主要分为三种类型，包括单镜头反光相机（单反）、小型相机（卡片相机）和无反相机（微单）（表 18-2）。单反相机有反光镜，因此图像质量极好，但是比较笨重，价格也比较贵。卡片相机没有反光镜，所以体积比单反相机小，但其图像质量较差。但卡片相机较便宜且携带运送方便。无反相机（微单）也没有反光镜，因此体积比单反相机小，但其图

表 18-2　三种类型相机性能的比较

性　　能	单反相机	卡片相机	微单相机
微距镜头	有（单独售卖）	无	有（单独售卖，型号有限制）
环形闪光灯	有（单独售卖）	罕见（降低便携性）	有（单独售卖，型号有限制）
传感器（图像质量）	极好	好	很好
原始图像数据	有	限于高级型号	有
体积	大	小	小—中
重量	重	轻	轻—中
是否需要摄影者前后移动来调整距离	定焦镜头需要；变焦镜头不需要	不需要（使用变焦镜头放大与缩小）	定焦镜头需要；变焦镜头不需要

像质量优于卡片相机。大部分的相机都可以连接一个环行闪光灯以提高照片的质量，但这些配件可能会降低卡片和单反相机的便携性。

对于毛发专病门诊而言，在相同的标准化条件下（光度、焦距、头发梳理、患者体位等）的照相对于正确评估患者的病情变化情况尤其重要。因此，在这一点上，建议使用那些可以保证照片同质化的设备。

一般来说，不建议使用手机拍照，因为手机照片质量无法和相机媲美，之后也难以归纳比较。此外，一些患者也会觉得医生拿手机拍照显得不专业。某些通常用于跟踪痣的变化（数字皮肤镜）的图像工作站具有宏观模式，可以拍摄临床大体照片。虽然皮肤镜的大体照片质量不如相机，但是非常便于评估患者。某些相机可以连接到图像工作站，拍摄高质量照片。

三、毛发专病门诊附加设施

（一）显微镜

光学显微镜是有用的临床工具，尤其是对于累及发干的毛发疾病（如遗传性皮肤病）或发干上有物质沉积（如头虱病）。一般来说，可以通过剪发或拔发获取毛发样本。使用直型 Mayo 手术剪剪取毛发或橡皮障夹钳拔取毛发。随着毛发镜的出现和应用，显微镜使用得越来越少，但是其对诊断遗传性皮肤病和毛发疾病仍然有重要作用。此外，精确的毛发图像分析通常也是必需的。光学显微镜的补充技术包括偏光显微镜（尤其是临床考虑毛发低硫营养不良症）和扫描电子显微镜。这些不是毛发专病门诊的常规设备。

（二）检查台

进行半侵袭性操作，如头皮浸润注射给药时，需要用到检查台。推荐使用铰接可移动的检查台，以便于调整和适合患者。

（三）冰箱

需要配备一个小冰箱用于保存药物，如二苯环丙烯酮和头皮局部浸润药物等。为了更好地保存药物，冰箱温度通常设置在 4℃左右，除了开门取冷藏物品时，其余时间均应避光。

四、药物浸润注射

局部药物浸润注射对毛发疾病治疗是必需的。糖皮质激素对所有的自身免疫性脱发均有效。通常临床会使用两种糖皮质激素进行浸润注射，即醋酸曲安奈德和醋酸莫米松。虽然皮损内注射糖皮质激素的步骤和浓度不属于本章的范畴，但仍要说明作者倾向于使用胰岛素注射器（30G 针头，容量 1ml）将糖皮质激素稀释于酰胺类麻醉药（通常使用 5% 利多卡因）中。此外，其他药物也可以局部注射以促进毛发生长。一般来说，这些药物（如度他雄胺或米诺地尔）在注射时必须与赋形剂配伍使用以维持药物性质稳定。通常使用 1ml 可闭锁注射器和 30G（0.30×4mm）针头（图 18-3）。在一些治疗操作（如美塑疗法）之前，可能需要局部麻醉。酰胺类麻醉药如甲哌卡因和利多卡因，由于起效快而尤为适合。利多卡因和甲哌卡因都是很好的麻醉药，起效快且安全。作者通常使用和注射上述药物相同的注射器和针头来注射麻醉药。

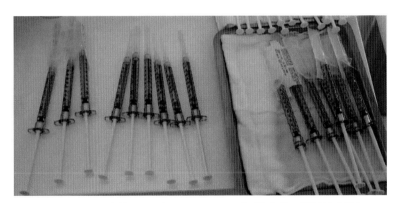

▲ 图 18-3　连接 30G（0.30mm×4mm）针头的可闭锁注射器

五、活组织检查

临床通常使用 2mm 和 4mm 直径的环钻进行活组织检查。在毛发镜引导下的活检，可以选择直径较小的环钻。皮肤活检等小型操作的无菌性不像其他手术那样严格，通常不需要无菌布。通常在头皮使用 3-0 丝线，在面部使用 4-0 丝线来缝合。手术线可用 15 号刀片或剪刀切割。

六、富血小板血浆

富血小板血浆（PRP）注射可用于某些病例。首先需要抽取患者血液，然后离心血液，从离心机中提取富血小板血浆并注射。PRP可在注射前一步激活。注射使用1ml螺口注射器，连接30G（0.30mm×4mm）针头。

七、二苯环丙烯酮局部免疫治疗

虽然患者可以在家中使用二苯环丙烯酮（Diphencyprone，DPCP）致敏，但在医院进行DPCP局部免疫治疗可能更有效。作者通常在丙酮溶液中使用2% DPCP使患者致敏。保持丙酮罐密封非常重要，以避免溶液蒸发和浓度变化。DPCP溶液的最佳储存条件是在4℃冰箱避光保存。

八、其他设备

为了对某些毛发疾病患者进行微针、低能量激光治疗、准分子激光或光疗，有必要在毛发专病门诊配备这些设备。除非是在非常专业的医院或诊所，否则不建议购买，因为它们成本高且效果不一。

九、毛发移植

毛发移植不能在治疗室进行，需要配备手术室。手术室应具备进行毛发移植所需的材料。

第19章 结 语
Conclusions

Ramon Grimalt **著**

叶艳婷 **译**

在过去几年，毛发技术和治疗方法的发展从根本上改变了我们治疗患者的方式。我们与世界上知名专家一起，尝试在本书中加入实用指南，希望能更好地帮助受毛发问题困扰的患者，我们相信本书内容会对您的日常临床实践有所帮助。

本书涵盖了脱发疾病基本的两大类，即非瘢痕性脱发与瘢痕性脱发。非瘢痕性脱发在日常实践中更为常见，包括有雄激素性秃发（androgenetic alopecia, AGA）、斑秃、休止期脱发和生长期脱发。瘢痕性脱发并不常见，其特征是毛囊受损，伴有永久性脱发和皮肤瘢痕，如毛发扁平苔藓或前额纤维化性脱发。

虽然 AGA 被认为是一种衰老的生理模式而不是病理过程，但它给患者带来了巨大的苦恼。在男性患者中，AGA 被认为是衰老的迹象，对外表有负面影响。最终，由于对变老和失去吸引力的担忧，促使许多男性患者寻求治疗方案，包括毛发移植。许多男性患者中曾公开表示，AGA 会使他们产生抑郁，并对他们的外表形象产生负面影响。这并不奇怪，与健康人群相比，AGA 患者被认为更显老，外表上更缺乏吸引力。

管理脱发患者一个最重要的关注点是监测治疗效果。患者的自我评估是不足够且不客观的。在本书中，我们相信你已经找到了可以帮助你达到这个目的的工具。拍摄是正确管理患者的主要工具。在理想情况下，应该拍摄能覆盖头皮所有区域的多个图像。然而，对于毛发疾病患者来说，拍摄仍然是一项挑战。为了帮助皮肤科医生解决这个问题，建议应建立标准方案，在患者特定的体位、照明标准、相机设置和背景下拍摄一系列图像。

毛发镜的一个重大进展，是可以快速且容易地区分非瘢痕性和瘢痕性脱发。皮肤科医生认为毛囊破坏的表现是毛囊开口缺失，这是瘢痕性脱发的标志。此外，大部分毛发镜检查结果与病理结果的相关性较好；不同类型瘢痕性脱发的特征将使毛发镜诊断成为可能。

正如您从 Miteva 医生编写的章节中学到的，头皮活检是一种管理毛发和头皮疾病的有用技术。这是诊断瘢痕性脱发的关键，并有助于鉴别非瘢痕性脱发的毛囊数量比值。头皮活检对毛干病变的诊断无效，应采用毛发镜和电子显微镜进行。

微针是一种相对较新的微创技术，通过滚动微型细针对皮肤进行浅表控制性的穿刺，传统上用于面部瘢痕和嫩肤的胶原蛋白导入疗法。现微针疗法的范围已经扩展，可用于头发刺激和治疗药物及疫苗的经皮传递；如在 Dhurat 和 Daruwalla 医生编写的章节中提到，微针可用于各种美容用途，包括寻常痤疮、痤疮瘢痕、嫩肤和毛发生长。

我们衷心感谢您花费时间阅读这本书，并对您的工作和生活致以良好祝愿！

附录部分
Appendix

附录 A　富血小板血浆
Appendix I：Platelet-Rich Plasma

Rubina Alves　**著**　　盛友渔　**译**

PRP 的概念和用途已经在前文介绍过。通过离心和细胞分离，使用不同的血小板浓缩方法产生 PRP。

全世界有许多设备用于生产 PRP。PRP 制备的模式可能因商业系统而异（用于分离、浓缩和血浆采集的系统和设备应符合欧盟 CE/EC 认证系统适用的质量标准）[1]。收集的样本应该按照制造商的说明使用。

必须考虑到不同的 PRP 制备方法可能导致不同的 PRP 数量、血小板浓度，以及是否存在白细胞。在进行系统回顾后，作者得出结论，即 PRP 的制备方法和注射产品的最终组分尚缺乏统一规定[2]。

单排或双排离心及旋转速度因不同的设备而异。设置离心参数以获得制造商规定可调浓度［（ 2.2 ± 0.4 ）× 基线浓度 /ml ］的 PRP。

准备和操作

这里展示了如何使用封闭系统，以及符合所有适用质量标准的无菌和一次性试剂盒制备 PRP（附图 A–1）。

这项操作需要使用相对较少的血液。PRP 从每位患者的血液中离心获得。

首先，通过触诊选择手臂静脉。通常在右肘正中静脉进行穿刺，该静脉位于肘部前方的肘窝内（附图 A–2）。将约 18ml 血液抽入预填充 2ml 3.8% 枸橼酸

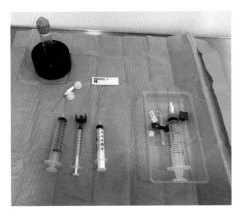

▲ 附图 A–1　使用封闭系统和一次性无菌试剂盒制备富血小板血浆

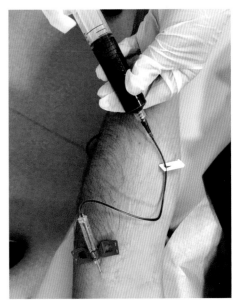

▲ 附图 A–2　使用预填充抗凝剂的注射器抽血

钠溶液（抗凝剂）的注射器内。将注射器的抗凝血液和缓地转移到一个圆筒中（附图 A–3）。

离心自动启动将全血分离成不同成分的整个过程。血液成分（红细胞、白细胞和血小板）因密度不同而从血浆中分离出来。血小板的密度最低。

离心后，圆筒可见三个基本层，即红细胞位于底部，紧接着沉积于红细胞上方是白细胞；中间层对应于 PRP，有最高的血小板浓度；顶部是血小板浓度较低的血小板血浆（poor platelet plasma，PPP）层（附图 A–4）。

用特定系统收集密闭管中的 PRP 部分，并将其转移到注射器中。PPP 代表约 3/4 的上清液，获得的其他 4ml 对应于 PRP（附图 A–5）。所获得的 PRP 被归类为纯 PRP（pure-PRP，P-PRP）（附图 A–6）。

在脱发区域注射 PRP。根据美塑疗法技术指南，使用 30G 针头，进针 4mm，在真皮水平进行浸润注射。局部麻醉不适用于治疗部位。替代方法是将冰块置于手套中，于注射前在注射区域冷敷，以减轻 PRP 注射引起的疼痛。

PRP 总量为 4～6ml，每个注射点的剂量为 0.2ml。每个注射点间隔 1cm 距离（附图 A–7）。

应指导患者在注射后的 48h 内不要洗头或涂抹任何外用产品。疼痛通常持续 30min，但不需要任何药物治疗。如果疼痛或不适持续存在，患者应使用对

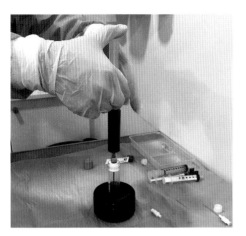

▲ 附图 A-3　在离心之前，将注射器的抗凝血液转移到一个圆筒中

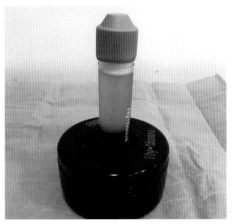

▲ 附图 A-4　血液成分（红细胞、白细胞和血小板）在离心后因密度不同而从血浆中分离出来

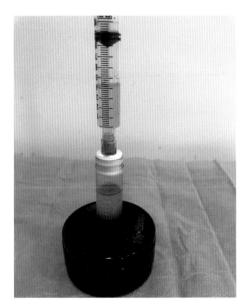

▲ 附图 A-5　富血小板血浆（PRP）组分的存在；低血小板浓度血浆（PPP）

代表约 3/4 的上清液（上部），红细胞与 PPP 之间的部分是 PRP

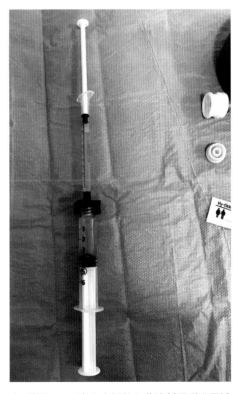

▲ 附图 A-6　富血小板的血浆注射于脱发区域

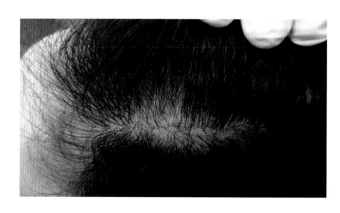

◀ 附图 A-7 使用美塑疗法技术在真皮水平进行注射

乙酰氨基酚而避免应用抗炎药物。

针对雄激素性秃发和休止期脱发，目前尚无统一的 PRP 治疗方案。根据我的经验，至少应该进行 3 次间隔为 1 个月的治疗，然后在 6 个月后重复另外 3 个周期的 PRP 治疗（附图 A-8 和附图 A-9）。

对于休止期脱发，通常在第 1 次或第 2 次治疗后，脱发明显减少，这使患者非常满意。毛发再生和毛发密度增加则需要更多次的治疗，通常是在 6 个月后才能达到患者可感觉到的改善。

最近，有学者认为 PRP 可能对某些类型的瘢痕性脱发有效，如毛发扁平苔藓（lichen planopilaris，LPP）和前额纤维化性脱发（frontal fibrosing alopecia，FFA），但是需要更多的临床试验来获得进一步证据 [1]。关于 PRP 在瘢痕性脱发中的应用，如 LPP 和 FFA，已经有一些病例报道 [3-6]（附图 A-10）。

对瘢痕性脱发应用 PRP 治疗是有争议的。根据作者的经验，在一些瘢痕性脱发中应用 PRP 后，如 LPP 和 FFA，瘢痕区域没有明显的毛发再生。尽管在一些对其他治疗无效的患者中，PRP 有助于减轻炎症，减少毛周管型，增加现有

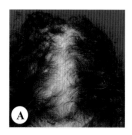
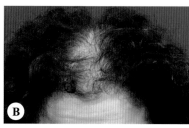
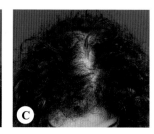

▲ 附图 A-8　1 例 28 岁女性雄激素性秃发患者，3 次 PRP 治疗前后，每次相隔 1 个月
A. 基线；B. 3 个月；C. 6 个月

毛发的密度。PRP 治疗与标准治疗相结合，有助于稳定疾病。在大多数情况下，至少需要 5～6 次 PRP 治疗才能获得更好的疗效。

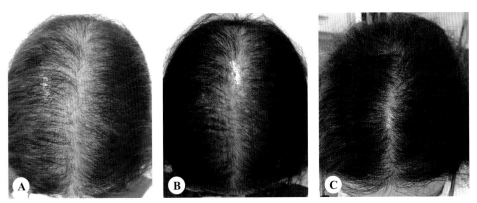

▲ 附图 A-9　女性雄激素性秃发患者，口服米诺地尔（**0.5mg，每日 1 次**），联合 **3** 次 **PRP** 治疗，每次相隔 **1** 个月

A. 基线；B. 3 个月；C. 6 个月

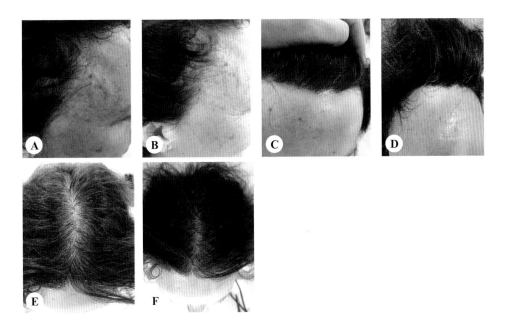

▲ 附图 A-10　**1 例 42 岁女性患者，诊断为前额纤维化性脱发**

标准治疗（口服度他雄胺，外用氯倍他索和他克莫司）没有减少毛周管型，疾病缓慢进展。在全头皮进行 3 次 PRP 治疗后，毛囊周围炎症消失，毛发密度增加。在注射区域边缘有不连续的毛发再生。A、C、E. 治疗前；B、D、F. 治疗后

附录 B　度他雄胺美塑疗法
Appendix II : Mesotherapy with Dutasteride

Rubina Alves　著　　王　磊　杜旭峰　译

　　度他雄胺美塑疗法是治疗雄激素性秃发的方法之一，度他雄胺是 I 型和 II 型 5α– 还原酶的双重抑制药。

　　如前所述，通过毛发镜发现，注射度他雄胺可增加毛发直径和密度，而治疗前后的血清激素水平并无差异 [1]。这可能是一种治疗强度较低但确实有效的治疗方法。

　　男性和女性脱发区域均可进行度他雄胺给药，并且操作前不需做任何准备。

　　这项技术是将度他雄胺注射到头皮内。操作时，使用 30G 针头，进针 4mm，遵循美塑疗法技术指南在真皮水平进行浸润注射度他雄胺。

　　应指导患者在注射后的 48h 内不要洗头或涂抹任何外用产品。治疗后数小时内可能会出现局部疼痛等不适。一些患者在治疗后可能会出现散在的额部水肿，因此在治疗后的前 2 晚，建议睡觉时头部处于较高位置。

　　近期，首次报道了 1 例皮内注射度他雄胺后发生过敏性接触性皮炎的病例。1 例 45 岁女性接受度他雄胺美塑疗法治疗雄激素性秃发，第 1 次注射 24h 后出现明显的面部肿胀和红斑，类似于血管性水肿样接触性皮炎 [2]。

准备和操作

　　1. 选择 0.05% 度他雄胺溶液进行注射。

　　2. 用 2% 利多卡因（或美比卡因）按 1 : 1 的比例稀释 0.05% 度他雄胺（附图 B–1）。

　　3. 用 1ml 注射器配 30G 针头皮内注射 0.1ml 度他雄胺溶液。

　　4. 注射点之间间隔 1cm。

　　5. 通常每次治疗最大注射剂量为 2.5ml。

　　6. 每 3～4 个月治疗 1 次（附图 B–2）。

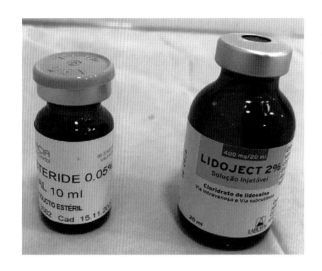

◀ 附 图 B-1 **0.05%** 度
他雄胺和 **2%** 利多卡因

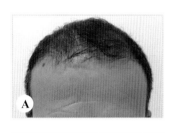

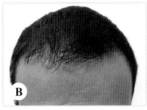

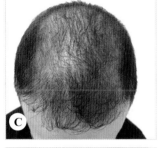

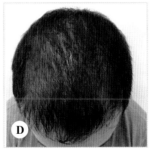

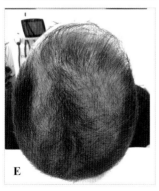

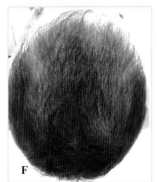

◀ 附 图 B-2 **1 例 42 岁
男性雄激素性秃发患者**
接受度他雄胺美塑疗法；共
接受 3 次治疗，每次治疗间
隔 3 个月。在整个治疗期间
均未出现任何不良反应。A、
C、E. 治疗前；B、D、F. 治
疗后（9 个月）

附录 C　皮损内注射糖皮质激素
Appendix III: Intralesional Corticosteroids

Rubina Alves　著　　韩中颖　译

斑秃（alopecia areata，AA）是一种常见的非瘢痕性脱发。尽管斑秃无法治愈或预防，仍有多种治疗方法可用，包括外用、皮损内注射和全身系统给药。疾病的病程和对治疗的反应是不可预测的。

皮损内注射糖皮质激素（intralesional corticosteroid，ILC）常用于治疗斑秃。与其他方法如冷冻疗法或富小板血浆（PRP）相比，皮损内注射糖皮质激素的效果更好[1,2]。

近期一项研究比较了二氧化碳点阵（fractional carbon dioxide，FCO_2）激光和皮损内注射糖皮质激素对于斑秃的治疗效果[3]。作者称 FCO_2 激光疗效显著优于 ILC，并且没有严重不良反应或复发。据报道，与传统的 ILC 相比，FCO_2 激光治疗斑秃的效果可能更好，但这还需进行更多研究证实。

皮损内注射糖皮质激素治疗局灶斑片型斑秃已被证明是有效的，是成年斑秃患者的一线治疗方法之一[4,5]。

儿童斑秃最常用的是外用糖皮质激素（如 0.05% 丙酸氯倍他索），因为外用药治疗的痛苦较小，并可中度促进毛发再生。10 岁以下的患儿通常不进行 ILC 治疗[6]。

有几种药物可供选择，包括曲安奈德、己曲安奈德和醋酸氢化可的松。首选的皮损内注射药物是曲安奈德[5]（附图 C-1 至附图 C-3）。

皮损内注射糖皮质激素的最佳浓度尚未完全阐明。Yee 等[7] 对所有已发表的关于不同浓度皮损内注射糖皮质激素治疗斑秃的疗效和耐受性的数据进行了系统回顾和 Meta 分析。作者纳入了 7 项研究，包括 543 例局灶性斑秃患者，皮损内注射糖皮质激素浓度为 2.5～10mg/ml。研究结果显示，皮损内注射曲安奈德浓度为 5mg/ml 和 10mg/ml 时，毛发再生率相当；如果使用浓度 < 5mg/ml，则毛发再生率较低。由于更高浓度的皮损内注射通常伴随出现更多的皮肤萎缩，因此 5mg/ml 的浓度可能疗效最佳且不良反应较小。

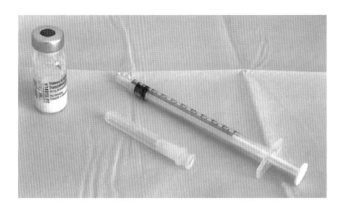

◀ 附图 C-1 用于皮损内注射糖皮质激素的材料，使用曲安奈德

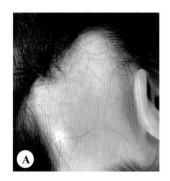 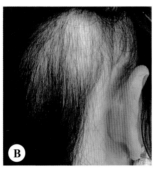

◀ 附图 C-2 诊断为斑秃的女性患者

（A）基线和（B）治疗 12 周后。进行了 2 次曲安奈德注射，间隔 1 个月。第 1 次注射 6 周后开始观察到毛发再生

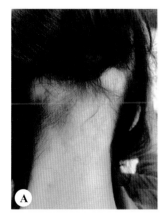 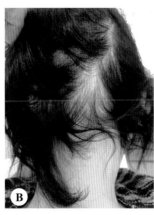

◀ 附图 C-3 诊断为斑秃的女性患者

（A）基线和（B）注射 1 次曲安奈德 6 周后

倍他米松也可用于斑秃患者的皮损内注射。Sousa V 等[8] 进行了一项研究，评估皮损内注射不同剂量的倍他米松与曲安奈德，比较两者治疗斑秃的安全性和有效性。他们发现，虽然在 12 周时倍他米松与曲安奈德有相似的疗效，但曲安奈德起效更早。

根据所有的文献资料可知，皮损内注射曲安奈德仍是治疗脱发面积＜50%头皮面积的斑片型斑秃的一线疗法。

与皮损内注射糖皮质激素治疗相关的最常见的不良反应是疼痛、皮肤和毛囊萎缩及色素减退[5]。如果在表皮层注射过多或单点注射量过大，不良反应会增加。

准备和操作

1. 首选曲安奈德注射。

2. 在无菌生理盐水或 2% 的利多卡因中进行稀释。

3. 头皮的理想药物浓度为 5mg/ml，面部和眉毛为 2.5mg/ml[9]。

4. 头皮注射每次的最大剂量为 3ml。

5. 使用 1ml 注射器配备 30G 针头，皮内注射 0.1ml 曲安奈德。

6. 注射点之间间隔 1cm。

7. 治疗应每 4～6 周进行 1 次（如果曾经接受过该治疗，出现不良反应的风险会增加）。